# 排除毒垢
# 刻不容缓

高侑扬 著

国际易经养生协会
亲诚快乐排毒营

指定排毒图书

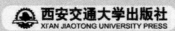
西安交通大学出版社
XI'AN JIAOTONG UNIVERSITY PRESS

图书在版编目（CIP）数据

排除毒垢 刻不容缓／高侑扬著．—西安：西安交通
大学出版社，2015.5
　　ISBN 978-7-5605-7335-9

Ⅰ．①排⋯ Ⅱ．①高⋯ Ⅲ．①毒物—排泄—基本知识
Ⅳ．① R161

中国版本图书馆 CIP 数据核字（2015）第 110051 号

| | | |
|---|---|---|
| 书　　名 | 排除毒垢 刻不容缓 | |
| 著　　者 | 高侑扬 | |
| 责任编辑 | 宋伟丽　王银存 | |
| 出版发行 | 西安交通大学出版社 | |
| | （西安市兴庆南路 10 号　　邮政编码 710049） | |
| 网　　址 | http://www.xjtupress.com | |
| 电　　话 | （029）82668357 82667874（发行中心） | |
| | （029）82668315（总编办） | |
| 传　　真 | （029）82668280 | |
| 印　　刷 | 北京盛兰兄弟印刷装订有限公司 | |
| 开　　本 | 727mm×960mm　　1/16　　印张 10　　字数 120 千字 | |
| 版次印次 | 2015 年 10 月第 1 版　2015 年 10 月第 1 次印刷 | |
| 书　　号 | ISBN 978-7-5605-7335-9/R·854 | |
| 定　　价 | 36.00 元 | |

读者购书、书店添货、如发现印装质量问题，请与本社发行中心联系、调换。
订购热线：（029）82665248　　（029）82665249
投稿热线：（029）82668803　　（029）82668804
读者信箱：med_xjup@163.com

# 实现伟大中国梦

## 从每个人体魄的强健开始！

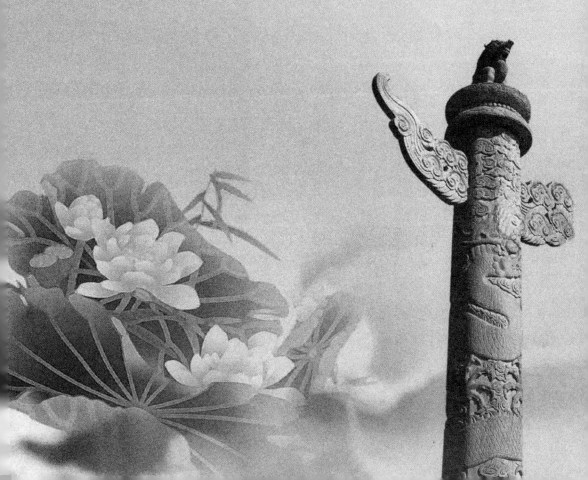

谨以此书献给我尊敬的父母和亲爱的夫人，以及那些曾经帮助过我的生命中所有贵人！

# 前　言
## Preface

## 把健康掌握在自己手中

毒素就潜藏在每一个人的身边！

随着化学工业的发展，人类不断研发出新的化学物质，虽然这是出于有益的目的，但事物总有两面性，这些化学物质产生了各种有毒物质，人们一不注意，就可能会沾染毒素。

我们每天吃的食物，喝的水，用的洗化用品，甚至是呼吸的空气都有可能携带着毒素进入我们体内。

人们为了保障自己的身体健康购买高价的绿色蔬菜，购买高价的纯净水，购买高价的洗化用品，但是我们能购买高价的空气吗？

无论是谁，都有可能沾染毒素！

现在已经到了全民排毒，全民对抗毒素的时代！

这本书正是在这种大环境下应运而生，希望没有认识到排毒重要性的人快速觉醒，快速意识到排毒的重要性。

我从事排毒事业多年，曾经直接或间接给上万人排除过毒素和毒垢，当人们看到体内的毒素颗粒被排出体外时的兴奋，是我一直坚持和倡导排毒理念的动力，不管付出多大努力，付出多少汗水，为了让更多的人拥有健康的身体，为了让更多人摆脱疾病的困扰，这一切都是值得的！

实现伟大中国复兴梦是全体国民的梦，要实现这样一个梦想，首先要拥有一个健康的体魄。一个民族，一个国家的人民拥有健康的体魄是实现一切梦想的根基！

排毒不是一两个人的事，也不是某个层次人群的事，而是整个民族的事，"全民排毒计划"是我一生的梦想，能为中华民族的伟大复兴贡献自己的一份绵薄之力是我今生的荣幸，也希望更多的人能关注排毒，关注排毒事业，加入排毒事业的宣传和倡导中来！

高侑扬

2015 年 2 月

# 目 录

# Contents

## 第一篇
## 毒素就在身边：小心生活中潜伏的毒素

自从人类有历史记载以来，毒素就一直围绕在人们的身边，只要我们稍不注意，就会遭受到毒素的袭击。生活中，我们吃的、喝的、用的，都会把毒素带入我们体内，还有那些被污染的空气也是毒素的来源！

### 第一章　吃进去的毒素：吃进营养的同时，也把毒素带入了体内

## 第二篇
## 毒垢是个人体杀手——毒垢是生命的慢性毒药

人体本身虽然具有完善的排毒系统，但是因为身体的衰老，以及周围环境等各种因素，排毒系统无法正常运行，体内就会不知不觉堆积各种毒素。这些毒素会在人体形成毒垢，使人早衰，病情加重，进而影响人的活力与魅力，像慢性毒药一样蚕食着人类的健康。

# 第三篇
## 排除毒垢 刻不容缓——健康无毒一身轻松

现代人，生活压力巨大，再加上环境污染及化学添加剂的滥用等各种因素，几乎无法将毒素屏蔽在体外。长此以往，人体的五脏六腑上就会形成不易被代谢掉的毒垢，进而引发各种疾病。所以，要想健康长寿，人们就必须未雨绸缪，采取有效的排毒方法，释放身体重负，让健康伴随一生！

### 第七章　物理疗法——让毒垢不再堆积

### 第八章　饮食疗法——用食物来抑制毒垢的形成

# 第九章　传统养生——让生命回归自然

# 第十章　量子排毒——铲除疾病根源

# 附　录

第一篇
Part 1

# 毒素就在身边：

# 小心生活中潜伏的毒素

　　自从人类有历史记载以来，毒素就一直围绕在人们的身边，只要我们稍不注意，就会遭受到毒素的袭击。生活中，我们吃的、喝的、用的，都会把毒素带入我们体内，还有那些被污染的空气也是毒素的来源！

# 第一章　吃进去的毒素：
# 吃进营养的同时，也把毒素带入了体内

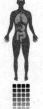

　　俗话说，病从口入。许多人知道，吃了不干净、变质的食物就会致病。但是，在如今这个化工业时代，人们更要注意不摄入违规加入添加剂的加工食品，防止把毒素带入体内。

## 第一节　不要被瓜果蔬菜的"妆容"所迷惑

有一个营养专家曾经说过：吃进去的毒素，想再排出来就难了！以前做营养，是告诉大家怎么吃，现在做营养，是告诉大家什么不能吃！

随着物质生活的丰富，人们的需求越来越大，越来越多样化，在这样一个商业社会，只要有需求，就有人铤而走险，什么稀奇古怪，飞禽走兽，都可以搬到餐桌上。即使有毒，仍有一些"吃货"为了美味而不顾性命，网上就曾报道过"食客争相拼死吃河豚"的新闻。

不光是这些众人皆知的"有毒食物"，人们平日里餐桌上的食物也很可能携带毒素！

现在老百姓越来越迷惑，到底什么样的蔬果是所谓的"绿色"蔬果，是表面颜色看起来光鲜亮丽的蔬果吗？

答案是否定的。

我们以西红柿为例来说明。年龄大一点的人都知道，以前的西红柿并不都是个个溜圆，表面光滑，有一些西红柿上有虫眼，有一些西红柿的形状不规则。但是现在的西红柿几乎达到了流水线生产，个头大小，颜色，光滑度，看上去就像一个模子里刻出来的。不但增加了"色相"，也增加了西红柿的所谓"品质"。

我们先来看一下蔬果是怎么变得"皮肤细嫩""五官端正""身材健硕"的。

人们在长期的商业活动中发现，那些形状不规则，色泽不好看，甚至有虫眼的蔬果不被消费者青睐，为了商业利益，人们开始琢磨各种招数来让蔬果长得既规范，又健硕。比如，在结果的时候给它们包上塑料膜，套上壳子，打点杀虫剂……

重点就在这里。

杀虫剂杀死了虫子，经过一段时间，新虫子适应这种杀虫剂，继续蚕食蔬果；人们就开始研发更有威力的杀虫剂，经过一段时间，新虫子又适应了这种杀虫剂；人们便研发威力更大的杀虫剂……

蔬果的皮肤光滑了，但是农药的威力也增大了。

我们可以试想，一个连虫子都不吃的蔬果，却被端上了千家万户的餐桌，成为人们的食品，吃进肚子里。

这就真正成了营养和毒素同时进入我们体内了！

农业生产中，由于某些菜农不懂农药配比，违规使用农药，导致一些农产品的农药残留问题十分严重，尤其是蔬菜类产品农药超标严重。而且，蔬菜水果上市之前无法全部做到农药残留检测，所以不可避免地就会有部分农药残留污染超标的蔬菜水果进入市场。

比如，一种叫920的农药。920是植物生长调节剂的一种，可以使蔬果个头大、品相好，关键还能提前上市。920农药主要是用在蔬果快收获的时候，菜喷了920农药之后三天就得收割，否则就会烂在地里。这样所造成的结果是，残余农药还未来得及挥发，菜就上了货架，我们能不吃进肚子里吗？

类似于920的农药还有很多，比如促进成熟的"催熟剂"，促进落叶的"脱叶剂"等。而且，农药所含的化学物质进入人体后，会堆积在人体的脂肪中，很难被排除。长时间下去，不仅加重排毒器官的负担，对神经系统也会造成损害，而且还可能引起基因突变，导致疾病。

不仅仅是杀虫农药、激素农药具有危害性，就连农民普遍使用的化肥，如果违规使用，对身体来说，都是毒素。含氮化肥虽然可以使农物生长加快，表面肥美，但是损害了农作物的营养物质，严重时就可能给人们带来罹患疾病的风险。比如，蔬菜在使用化学氮肥后，蔬菜内的硝酸盐会大量积蓄。这些硝酸盐会在微生物或化学反应的作用下，转化为亚硝酸盐；或者进入人体后转化为亚硝酸铵，这些物质都可能会导致疾病，甚至会影响胎儿正常发育。

另外，一些看似普通的除草剂，如果超标使用，造成严重的农药残留，就会影响人体细胞的呼吸作用，对人类的身体健康造成危害。

如今，孩子们越来越早熟，特别是一些女孩的初潮年龄提前了。人们将这种现象归结为时代不同了。当然，人们的生活水平是提高了，但是，大家千万不能忽略蔬菜中农药对人体发育的影响！

## 第二节　大棚技术让蔬菜失去了原有的味道

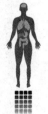

随着科学技术的发展，现代人的生活水平提高了，不仅吃的丰富了，而且想什么时候吃就什么时候吃。有了大棚技术，大部分的蔬菜一年四季都可以吃到，丰富、源源不断的食材在很大程度上满足了我们的味蕾。

但与此同时，人们开始变得越来越没有"胃口"，再也找不到"当初的感觉"。很多人都感叹，"生活水平提高了，吃什么都觉得没滋味"。事实真的如此吗？是我们的舌头越来越挑剔了吗？到底是什么让我们失去了原有的味道？

大棚蔬菜也就是反季节蔬菜，是在非自然条件下，人为地营造出适合蔬菜的生长环境而种植的。现在，蔬菜反季节种植广泛，甚至成了一种"正常"的种植方式，人人都在吃反季节蔬菜。

上了年纪的人可能还记得，一年之中，总有那么一段时光是只能吃大白菜的。然而，现在饮食的季节性已经弱化，甚至消失。即使在冰天雪地的冬季，我们也能毫不费事地吃到各种新鲜蔬菜。黄瓜、西红柿这些只有在夏秋季节吃到的蔬菜，也一年四季地出现在市场上。表面上，我们的生活质量提高了，摄入的营养越来越丰富了。然而，事情并没有这么简单！

反季节蔬菜看上去与时令蔬菜没什么区别，但细心一点就会发现，冬天的西红柿表面看不出什么好坏，但是味道却不如夏天的好。这就是为什么很多人觉得自己嘴巴越来越"挑剔"的原因。其实不是我们的心理问题。

蔬菜的味道为何会因为反季节种植而发生变化呢？主要就是因为采取大棚温室种植，而时令蔬菜都是露天种植。两者的光照程度、温度等条件存在很大差别。

比如，大棚西红柿的口感酸涩，糖分较低。这就是因为西红柿中的糖分积累与光照、温度关系巨大。除了含糖量，光照、温度还会影响西红柿的气味。西红柿成熟期，温度在20℃以上才能积累香气物质。而且，西红柿的储藏温度也不能过低，否则其本身所具有的香气就会大大降低。冬天的大棚不可能完全满足西红柿对光照、温度等条件的需求，所以必定会影响果实的味道。

蔬菜的营养价值与光合作用有着直接的关系。夏天露天种植的蔬菜光照充足，光合作用充分，有利于维生素及其他营养物质的积累与转化。而且，露天种植有利于植物的代谢，并从土壤中吸收养分，增加蔬菜的营养价值。而蔬菜正是人体摄入矿物质的重要来源。所以，常吃反季节蔬菜会导致体内矿物质摄入不足。

反季节蔬菜种植也不得不使用激素，尤其是像西红柿、黄瓜等果实类蔬菜。这类瓜果蔬菜需要经过授粉才能结出果实。自然环境下，授粉的工作通常由蜜蜂等昆虫完成。而大棚中，却没有这样的"小工"了。这时就需要进行人工授粉了。这可是很大的工程，不仅要保证授粉的数量，还要计算花朵开放与授粉的时间。于是，科学家开发出促使花朵不授粉也可以结出果实的植物激素。

如果菜农一不小心没控制好农药的使用量，再加上大棚密不透风，空气流通不好，蔬菜就会吸收过量的有毒气体，成为对身体有害的"毒性蔬菜"。

植物经过了亿万年的进化才成为今天的样子，它已经形成了自己的独特"性格""习惯"，在适应的季节、环境中才能长成原本的样子，形成原本的"气质"。人为地破坏植物的生长规律，让它早产、增产，对植物本身就是一种"虐待"。蔬菜味道、形状的改变正是植物本身不健康的表现，人吃了不健康的、"生病"的东西，当然不会有任何好处。

老子说，"道法自然"，违背自然规律的东西，对身体是好是坏可想而知。《黄帝内经》中讲过"司岁备物"，意思是要遵循自然的阴阳气化采备药物与食物，这样的药与食物得天地之精气，营养价值高，所以人们要吃当季蔬菜。孔子也说过，

"不时，不食"，不符合时节的食物不要吃。人们应该吃节气菜，动植物都有各自的生长周期，在一定的周期内才能成熟，所含的气味才能足。

中国传统文化的精髓在于"天人合一"，无论是在文化道德上，还是医学养生上，从医学、养生角度来说，"天人合一"意味着，我们的衣食住行都要顺应时节，合乎天地自然，而这本身也是中医中药的根本。

中医里，食物本身具有时令性，分寒性、凉性、热性、温性及平性，哪个季节就应该吃哪一类的食物。夏日炎炎，就应该吃西瓜之类的寒凉性食物，消热解暑；数九寒天，则应该吃五谷、红枣等高热量的温热性食物。冬天里吃西瓜，冷热不调，自然会拉肚子。反季节瓜果蔬菜不符合人体的"时令需求"，通常会导致身体"阴阳失调"，产生不良的症状，严重时，疾病就会趁机而入。

## 第三节　土地污染，人类遭殃

"人非土不立"，人类所赖以生存的一切，无不由大地孕育。古人将土地神化，称之为"社"来崇拜。"江山社稷"就是指疆土的范围，在古代谁拥有土地，谁就拥有权威。

随着社会的发展，现代人对土地的"崇拜"淡化。现代生活将人类与土地隔离开来，我们走在柏油马路上，住在钢筋混凝土建造的房子里，蔬菜与水果都是从超市里买来的。我们楼房下仅留有一小块土地，作为绿化用。如今，全国大面积的土地遭受严重的污染。但是，大多数人丝毫不为之动容，好像我们的生活不再受到土地的影响。

然而，土地对人类的影响不会因此而消失。大地是万物之母，"任何降临在大地上的事情，都会降临在人类身上"。土地被污染了，生长在土地上的农作物就会被毒化，最终遭殃的依旧是离不开五谷杂粮的人类。

土地孕育万物、哺育生灵，从植物、动物到人类，每个生命的生存过程都与土地息息相关。然而，城市化的生活，让人们越来越远离自然。现在的孩子对土地的认识越来越少，有些人甚至意识不到土地对生命的意义，所以他们未来很有可能会忽视对土地的保护。

大自然的枯荣盛衰、五谷杂粮的春华秋实都离不开土地的滋养。有了土地，生命才有了保障，人类在科技社会中才有了供养身体的食源。然而，现代生产对土地造成了严重的污染，当污染超出土壤的自净能力时，农作物的产量与质量就会受到严重的影响。最终，土地就成了我们人体毒素的重要来源。

土壤污染的主要来源是工业三废与农药、化肥的大量使用。污染物主要是通过灌溉水的形式进入土壤，也可由空气污染物降落至地面成为土壤污染物。比如，空气中的重金属物质会降落到地面，长此以往，种植土壤的表层就会出现铅、铜等重金属超标现象。蔬菜是最容易被重金属污染的农作物，当土壤出现重金属污染后，蔬菜会比其他农作物集聚更多的重金属物质。大量事实表明，在被污染的土壤中种植蔬菜的毒素会高出土壤数倍。土壤污染造成蔬菜品质大幅度下降，严重威胁人体的健康。

除了重金属的污染，土壤中还存在大量有机污染。近年来，由于人们对产量与经济利益的追求，农民开始大量使用氮肥、磷肥，导致土壤酸性急剧上升。土壤酸性上升会导致农作物对重金属的吸收更为严重，在一定程度上加剧了重金属的污染。

某土壤学专家表示，土壤污染不仅正在加重，而且还在转移扩散。土壤中原本没有或者微不足道的危险元素越来越多。土壤一旦被污染，自净能力完全复原则需要上千年。

"我们是大地的一部分，大地也是我们的一部分。青草、绿叶、花朵是我们的姐妹，麋鹿、骏马、雄鹰是我们的兄弟。树汁流经树干，就像血液流经我们的血管一样。我们和大地上的山峦河流、动物植物共同属于一个家园。"

"我们深知：大地不属于人类，而人类是属于大地的。"

前面两段话，出自美国西北部的印第安人酋长西雅图给想购买土地的美国白人领袖的回信。酋长西雅图生动地表达了印第安人对土地的无比眷恋与真挚情感。为了纪念他，后来美国西北部最大的海岸城市被命名为西雅图。

"我们是大地的一部分"，人类只是万物中的一个群体。假如人类破坏了土地，那就是破坏了自己的家园；假如人类污染了土地，那就是毒害了自己。

排除毒垢 刻不容缓

## 第四节　盲目吃肉，小心感染"尸毒"

现代社会，肥胖的人越来越多，这其实与吃肉有着很大的关系。而且，很多高血压、高血脂患者也都是"无肉不欢"。人们在吃肉的时候，自然认为是在享受美味，然而，一个最简单的"常识"被忽略掉了：肉食就是动物的尸体。

经常吃肉，很可能就会感染上"尸毒"。屠宰场其实就是动物的"停尸场"。如果屠宰场是透明的，人们可以看到餐桌上美食的"来源"，或许很多人就不会再想吃肉了。

"肉食就是动物的尸体"，很多人听到这句话时都会大吃一惊。因为大多数人对这个"常识"视而不见。有一位医学院的学生写过一篇文章，其中说道：人有时很奇怪，如果知道某人有病，即使再亲近，也不敢吃他的剩菜，用他用过的碗筷，怕吃到他的一滴唾液。而且现在，一群人聚餐，讲究使用"公筷母匙"，大家都知道要讲究卫生。如果亲人的肉上长了脓包，我们是绝对不会去吸他的肉脓的，即使是自己身上的也会难以下口。但是，我们常常吃很多不知道有没有生病的动物。而且，吃进去的肉类并不都能完全消化，很多营养没经过消化就到了大肠。大肠的肠壁上栖息着大量的细菌，而那些过剩的营养就用来滋养这些细菌。至于是什么细菌，就看平时的饮食结构了。如果吃肉类多，就养了一批爱吃肉的细菌。而爱吃肉的细菌大多是病菌。病菌也有新陈代谢。老死的病菌就会释放病菌的抗原，在人体内埋下隐患。

正常情况下，肠壁完好无损，病菌无从下手。但是，如果人们吃肉类食物越来越多，吃植物性食物越来越少，肠壁上的病菌就会越来越多，有益菌就会越来越少。此时肠壁就会在大量的病菌攻击下，产生"漏洞"，病菌的抗原便会借此进入血液。人的全身便开始引起炎症。然后，慢性炎症会侵袭人体细胞，继而引发各种疾病。

吃肉必须面对以下几方面事实。

农药：自然界中，动物吃植物，大动物吃小动物，吃肉是食物链中的最后一环。如今，几乎所有的植物被用上了农药（杀虫剂、除草剂、生长激素等），用来防止害虫，增加产量。而这些农药会存留在食草动物的身上，一旦储存就很难排出。处于食物链最顶端的人吃肉时，就会将积累在动物身上的"毒物精华"吃进去。

兽药：人们为了追求利益，加速动物的成长，改进肉的口感。动物往往会被喂下大量的化学物质以刺激生长。正常情况下，猪的出栏时间一般为一年，而现在养猪场的出栏时间为5个月左右，甚至更短。

　　动物的疾病：现代规模化的养殖方式，很容易使动物感染疾病。而且，养殖场的狭窄、压抑的坏境很不利于动物的生存。这种不自然的生长过程，不仅会破坏动物体内的生化平衡，还会扭曲它们的自然天性。在这种恶劣的生长环境下，患有疾病的动物就会越来越多，进而就会影响到人类的健康。著名的素食医生闻乐格曾说过："吃饭时，不用担心所吃的食物死于何种疾病，真是件好事！"

　　人的消化系统也不适合吃肉，爱吃肉的人往往会出现便秘等排泄困难问题。因为，肉类不含膳食纤维，在消化道中移动异常缓慢，要比蔬菜、谷类慢4倍左右。与肉类相比，瓜果蔬菜有较多的水分很容易通过消化道，所拥有的膳食纤维也能很有效地减少肠癌、结肠炎、心脏病与肥胖症等的发生。

## 第五节　加工食品，疾病的一大诱因

如今，人们的温饱问题已经基本解决了，但是越来越多的人开始不爱吃饭了，取而代之的是"零食"，也就是所谓的加工食品。尤其是小孩子，零用钱几乎都用来买"零食"了，而且越吃越上瘾。

随着食品加工业的发展，"吃零食"已经逐渐成为人们的一种休闲方式。不可否认，吃东西是一种享受，但可怕的是，当人吃饱喝足后，对"零食"依然有一种强烈的欲望。为什么加工食品让人欲罢不能？难不成，它们真的是"上帝派来的美味"？

食物如果长期存放就会变质，失去营养价值，这就催生了防腐剂。食品防腐剂可以延长食品在自然环境中的保存期。于是，人们为了满足储存的需求，不得不付出吃"防腐剂"的代价。现代商品社会，按国家标准添加防腐剂是对食品安全的保证。然而，随着食品加工业的发展，不仅仅是防腐剂，各种花样的添加剂都被用在了食品中。

街头上各种迷人的小吃都被用上了添加剂，色香味俱全，吃了上瘾，不吃难受，这就是添加剂的神奇之处。防腐，提香，增色，增鲜，改味……凡是你能想到的，添加剂都可以办到，甚至你想不到的，它也可以做到。

随着食品加工业的繁荣，"饮食上瘾"出现在了人们的字典里。现在越来越多的研究证明，高糖、高油类的加工食品会让人的大脑发生改变，这种变化类似吸食尼古丁、可卡因等在大脑所引起的变化。

其实，添加剂已经开始蔓延到我们的日常生活中了。很多家庭的日常饮食中，都不知不觉地使用了添加剂。市面上的调味料五花八门，增香剂、嫩肉粉、增味剂、牛肉膏、卤香王……这样下来，不会做饭的人也会做饭了，有了添加剂，"菜鸟"也变成了"大厨"。

加工食品最恐怖的地方，就是让孩子们上瘾。很多中小学门口所销售的糖果、膨化食品、果冻等零食，几乎都是添加剂变身而成的。"椒盐鸡翅"不是鸡翅，"麻辣牛柳"是面粉做的，面粉和豆制品在加上各种添加剂后，摇身变成了巫婆的"毒苹果"，以极低的价格、诱人的口味刺激着孩子们的味蕾。这些花花绿绿的包装食品后面，是甜蜜素、柠檬黄、阿斯巴甜、安赛蜜、丙酸钙、脱氢醋酸钠、香精、鸡粉、山梨酸钾、苯丙氨酸、糖精钠、钮甜、日落黄、焦糖、单甘脂等添加剂加工而成的，一袋小小的零食所用的添加剂竟有十几种之多。

制作美食，原本需要的是高超的手艺。但是，添加剂的到来让大厨变得尴尬起来，手艺再高超，也很难将人们从"毒瘾"中拉回来。不仅是超市中的包装食品，餐馆中的菜也都用了添加剂，许多美味的炒菜几乎都是添加剂兑出来的。有些炒菜，闭着眼睛一闻就知道是菜馆子买来的，其实这味道就是添加剂的味道！

大量使用香精、添加剂来刺激人味蕾的食品，很容易让人对浓烈的味道产生依赖，而对蔬菜水果等有营养的食物失去兴趣，长此以往，就会导致人体营养不良、化学毒素堆积，免疫力下降，给身体造成巨大的伤害。

排除毒垢 刻不容缓

## 第六节　烂肉因添加剂而"复活"

现在，食品添加剂的危害性几乎众所周知，但是身处现代化的社会，人们不可避免地要吃进这些有毒物质。有些人会认为，吃一点化学物质又死不了人。有这样的认识，一定是对添加剂不太了解。别说不太了解的人，即使是对添加剂有一定认识的人，在了解添加剂"变废为宝"的功能后，也会感到惊愕。

食品添加剂是现代食品工业的灵魂，促进了食品工业的发展，但同时它也成为不良商人谋取暴利的工具，成了危害人体健康的物质。食品添加剂已经成了加工食品中不可缺少的物质。现代人以"添"为食，倘若没有添加剂，大多数食品都会变得难吃、难看、难保存。其实，食品添加剂的功能并不只如此，它的最神奇之处就是"变废为宝"，能够让垃圾食材变成人人都爱吃的诱人"美味"。

在利益的驱使下，食品添加剂进入了一个快速发展期。调查显示，市面上97%的食品含有添加剂。目前，我国的食品添加剂共有23类，2000多个品种，其中香料、香精最多，高达 1800 多种。最为常见的添加剂有防腐剂、着色剂、增味剂、膨松剂、香料、漂白剂等。而全球食品添加剂的品种已经达到 2.5 万种，其中发达国家食品添加剂的品种最多。

自古以来，人们对美味的褒奖就是"色香味俱全"。这一直以来也是人们挑选食品的根据，色彩鲜艳、外形美观、香味诱人的食物，总会得到人们的青睐。食品添加剂正是满足了人们的这种心理需求，在食材上做足了表面文章。但是，好看的东西并不一定可靠。食物首先是要为生命提供有益的营养，其次是提供口感的享受，最后才是制造视觉上的刺激。而添加剂却恰恰相反，它给你带来了视觉上的美感，味蕾上的刺激，却不能满足身体最根本的需求，甚至还给健康带来了巨大的隐患！

排除毒垢
刻不容缓

## 第七节　地沟油的毒害堪比砒霜

当你吃着香喷喷的火锅时，当你站在路边大嚼烤串时，当你从厨房中端出亲手炒的菜时，你根本就不会意识到自己正处于危险之中！你更不会意识到危险会来自油！

如果地沟油不被披露，可能没有人会想象得到，下水道中的垃圾竟然也能加工成油。别人吃剩的东西，我们都不愿意去吃，但是我们却不知不觉地吃进了地下道中无数人的餐余物所提取的"食用油"！你能想象得出，这其中得含有多少细菌毒素吗？

每一个人都吃过地沟油！这句话绝对不是危言耸听。据统计，我国每年要吃掉两三百万吨的地沟油，而我国一年动植物油的总消耗量约为 2250 万吨，按这个比例来说，我们每吃 10 顿饭，有 1 顿可能就会吃上地沟油。

医学研究显示，地沟油会对人体造成巨大的伤害，会导致发育障碍、肠炎、脂肪肝等病症。最令人恐怖的是，地沟油中的黄曲霉素的毒性是砒霜的 100 倍，是一种很强的致癌物质。

而且地沟油的制作过程肮脏不堪，很容易滋生大量细菌、真菌等有毒微生物；还会发生一系列的化学反应，产生剧毒物质，比如化学物质铅、砷等，这些物质食用过量，都会引起严重的中毒症状。

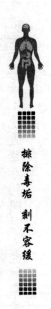

排除毒垢
刻不容缓

## 第八节　亚硝酸盐——防不胜防的幽灵杀手

生活中，有很多化学物质，虽然没有被冠上"毒品"的称号，但是一旦摄入过量，它们就变成了残暴的杀手。

亚硝酸盐就是这样一种缠绕在我们身边的幽灵杀手。它的颜色、外观、口味与食盐极其相似，但是它进入人体后会引起高铁血红蛋白症，导致组织缺氧，还会使血管扩张、血压降低。人体摄入 0.2~0.5 克即可中毒，超过 3 克就可致死。如果长期食用，即使摄入几毫克也会致癌。可以说，亚硝酸盐是食品添加剂中最具有杀伤性的物质之一。

亚硝酸盐的危害不只是使人中毒，它还有致癌作用。亚硝酸盐与食物中的仲胺类物质作用会转化为亚硝胺。亚硝胺具有强烈的致癌作用，可能引起食管癌、胃癌、肝癌等。人们可以多吃一些大蒜、绿茶以及一些富含维生素 C 的食物，防止胃中的亚硝胺的形成，抑制亚硝胺产生致癌突变作用。

另外，亚硝酸盐还会通过胎盘进入胎儿体内，影响胎儿的正常发育。据研究表明，五岁以下的儿童发生脑癌的概率与母体摄入的亚硝酸盐量有很大关系。

使用亚硝酸盐似乎已经成了熟肉界公开的秘密。未用亚硝酸盐的肉煮熟后通常是白色、淡褐色或褐色，而加了亚硝酸盐的肉会呈现出漂亮的红色。如果你去买熟肉，看到肉色粉红，问厨师要"不加硝"的肉，或者不发红的肉，老板一定会摇摇头说没有。他或许还会发句牢骚，"现在哪儿还有不加硝的肉？"

不仅仅是熟食店和餐馆的肉类菜肴中充斥着亚硝酸盐，购买的生肉也不可幸免。很多人买了生肉后，清炖之后会发现肉竟然是粉红色的，而且软烂很多，这就是加了亚硝酸盐的效果。

不仅仅是肉类，蔬菜中也有含亚硝酸盐过量的可能。比如，储存过久的蔬菜、腐烂蔬菜以及放置过久的煮熟的蔬菜，这些菜中，硝酸盐会在还原菌的作用下转化为亚硝酸盐。另外，食用蔬菜过多时，大量的硝酸盐就会进入肠道，若肠道消化功能欠佳，肠道内的细菌就会将硝酸盐转化为亚硝酸盐。

亚硝酸盐如此之毒，像一个幽灵一样充斥着我们的生活，但是知道它的人太少了。不仅仅是普通百姓，即使是医生、养生专家也很少能意识到亚硝酸盐的普遍性。

现在是化学毒素的时代，我们需要逃离的不只是亚硝酸盐，要躲开所有有毒的物质是根本不可能的事情。其实，真正的危险并不是亚硝酸盐或其他毒性物质，而是人的"明知故犯""后知后觉"。现代人的身体素质越来越差，患病概率越来越高，在很大程度上就是因为"无知无畏"，或者明知有毒，仍有吃河豚之"勇"。危险已经来临，我们就需要勇敢面对，对自己的身体负责，不再无知地被"幽灵杀手"所侵扰！

第一章　吃进去的毒素：吃进营养的同时，也把毒素带入了体内

## 第九节　是药三分毒

排除毒垢　刻不容缓

什么是药？所谓"良药苦口"，在所有人心里，药是"良"，是好的，是用来治病的，是疾病的"敌人"。每个人都想长寿，都想保持健康，要健康就要消灭掉疾病，要达到此目的，就要吃药。这就是一般人常有的想法与做法。

但事实真的如此吗？药真的是"好"的吗？

众所周知，"是药三分毒"，也就是说"无毒不是药"。事物都是具有两面性的，物极必反，药物也不例外，用得巧，利大于弊，用得不好，弊大于利。药并不是"神丹"，吃得越多越好，即使是"神丹"，吃多了也会"惹火上身"。

毒素与药物就像是一对"双胞胎"。从李时珍的《本草纲目》到现代医学，都有"以毒攻毒"的踪迹。所以，从某一种角度来说，药毒同源。日常生活中，很多人感冒发烧后都会到药店买点抗生素、退烧药吃，以为药到病除。但是，任何药物都可能引起不良反应，无论是西药还是中药都可能对人体造成一定的危害。

比如，人人都吃过的感冒药，打开里面的说明书，你会看到"不良反应"与"禁忌"。通常感冒药的不良反应为可致困倦、嗜睡、虚弱等；严重肝肾功能不全者禁用。如果长期大量服用，所有的药物都会导致肝肾功能异常。

关于药物所造成的毒副作用所造成毒副作用，一名医生提供了两个真实的案例。

有一个68岁的老人，身患多病，高血压、高血脂、冠心病、前列腺肥大、脑供血不足等。这些都是老年人的常见病，比较正常，最好是规律服用降压药，其他疾病根据病情用药就行了。但是老人想要彻底根治，于是每天服用多种降压药，将血压控制在标准之内，一有波动就要加药，对于前列腺肥大，更是多药并用，降血脂、冠心病的药更是不能少，治疗这几种病，老人每天要服30多片药。而且，每年的住院时间不少于半年，因为住院费几乎全报销，所以钱不是问题。医生常劝说，服药多了对身体伤害很大，但是老人听不进去；医生不让住院，他就来个"游击战术"，换着医院住，住了一院住二院，住了二院住四院，依次轮回。这样过了7年，病一个都没去，却惹来了致命的药物性尿毒症。最后，老人不同意医生的建议，拒绝做透析治疗，没过一年就去世了。

另一个是30多岁的年轻人，因为恶心呕吐、眩晕住院，经治疗后症状消失，但是胃部不适症状还存在。最后做胃镜检查，结果让人大吃一惊！胃里竟然长满了霉菌斑。年纪轻轻，为什么会这样？经询问，他说出了实情，原来他有慢性咽炎。这种病不好治愈，时轻时重，对生活并没有多大影响。但是他也是个不治愈不罢休的人，连续服用多种抗生素两年，最终导致霉菌感染。好在并无大碍，经过一段时间的治疗就好了。

很多人认为，只有假药、不合格的药才会对身体产生危害，这是不对的。事实上，很多经过严格检验的药品在标准用量的情况下，也会在某些人的身上产生不良反应。由于人与人之间存在个体差异，同一种药在不同的人身上可能会发生不同的反应。如果患者在服用药物之后产生严重症状，必须要马上停止服药。一些症状在停药后会自行消失，而一些症状停药后也不见好转，这就需要到医院进行治疗了。

明太医刘纯在《药治通法补遗》中说："药以去病，非养人也，故人食之不受，谓之三分毒矣。"意思是，药物不是人生存必需的物质，而只是用来抵抗疾病的。也因为药物不是人体所需的物质，所以一定会被人体排斥，产生不良症状，由此而发生的反应均是毒性反应。这就是"无毒不是药"的道理。

不仅化学药物是有毒的，大部分的中药也是有毒的。古今中外都有用药害人的故事。药物是用来治病的，必须要恰当地使用，如果滥用，不仅治不好病，还会累积毒素，加重身体的负担，造成肝肾损伤。

## 第十节　日常食物含天然毒素

"祸从口出，病从口入"，吃是人体毒素最重要的来源。在这个毒素横行的时代，人人都担心食物中毒，怎样才能避开毒素呢？其实，自从人类诞生以来，毒素就存在了。因为毒素也有"纯天然"的！传说中的神农尝百草，一日遇 70 毒，就充分说明了毒素的天然性。

所谓的天然毒素，就是除农药、兽药或环境污染物等人造化学物之外，食物本身所具有的东西。现实生活中，所有人都避免不了与天然毒素的接触。当然，人们也不必过分担忧，毒素永远都是剂量决定毒性，每种毒素都有其安全的摄入量，以及不同的消除方式。一旦我们觉得身体不适，产生中毒症状了，就要及时进行排除与治疗。

天然毒素分植物源性毒素、动物源性毒素及微生物毒素三个种类，主要存在于一些植物与动物体内，人体如果摄入足够大的量就会产生不良反应。天然毒素在植物与动物体内可能发挥着特定的作用，又或是为了抵御捕食者、昆虫或微生物而进行的化学防卫，也可能是在储存不当的条件下所产生的毒性成分。

### 1. 植物源性毒素

植物源性毒素主要包括有毒蛋白类、有毒氨基酸类、生物碱类、木藜芦烷类毒素、毒苷、酚类衍生物、藻类毒素。

很多人认为，没有被农药污染的菜一定很健康吧。其实不然，日常生活中常见的蔬菜、农作物本身就具有一定的毒素，会影响人体的健康，需要设法排除才可食用。

我们常吃的黄豆中就至少有 16 种蛋白质可引起不良反应。有些物质在加热后会被破坏，所以在吃豆制品时一定要进行彻底的加热。如扁豆、四季豆等，烹饪未熟就食用可能在 1~5 小时后出现中毒症状，表现为恶心、腹痛、腹泻等，还会伴有头痛、乏力、出冷汗的现象。日常烹饪时，扁豆一定要烧熟煮透，最好采用焖炖的方式，做凉拌菜时一定要先将扁豆烫熟。

常见的菠菜、竹笋、洋葱、青蒜等都含有很多的草酸。草酸不仅味涩影响口感，而且还会与食物中的钙离子结合，形成不溶性草酸钙，不利于人体对钙质的吸收。同时，草酸盐还会妨碍铁质的吸收，长期吃草酸量高的蔬菜，不仅会引起缺钙、贫血，还可能导致肾结石。所以，烹饪这些蔬菜时，要先用开水焯一下，除去大部分的草酸之后再进行下一步制作。

木薯也含有一定的毒性成分。吃未煮熟的木薯或喝其汤，都会导致中毒，严重时可致死。

黄花菜是很常见的菜，但是其中含有毒性成分秋水仙碱，

排除毒垢 刻不容缓

成人如果一次性食用50~100克就会发生中毒。为了防止中毒，人们在烹调前，最好先用清水浸泡，将大部分的秋水仙碱去掉，然后再将黄花菜煮熟煮透食用。

马铃薯是人们最常吃的蔬菜之一。但是其花、叶、块茎外皮的毒素含量极高，所以马铃薯一定要去皮烹饪，如果发芽或者外皮变成绿色，一定要丢掉不吃。

芥菜、灰菜等野菜中多数含有亚硝酸盐，过量食用就会中毒，因此，我们要食用新鲜蔬菜，煮熟的菜尽量不要久放，腌菜至少要腌制一个月，并于清洗后食用。

### 2.动物源性食物毒素

动物源性食物毒素主要包括：河豚毒素、贝类毒素。

河豚毒素主要存在于河豚鱼等水生动物身上，主要积蓄在河豚鱼的肝脏、生殖器官及伸展肌上，是最毒的天然毒素之一，人摄入一定量后，手指、嘴唇、舌头会有刺痛感，然后发生恶心、呕吐、腹泻，最后肌肉麻痹、呼吸困难，直至衰竭而死。目前，河豚毒素还没有特效的解毒药，如果是轻微中毒，经抢救后7天即可康复。

贝类中毒主要是由浮游藻类合成的多种毒素导致的。这些藻类通常是贝类的食物，所以很容易在贝类中积蓄，也会被代谢掉。几乎所有的贝类都存在潜在的毒素。像蛤蜊、扇贝、干贝、牡蛎、贻贝等均可导致中毒。所以，人们一次尽量不要吃太多，要到信誉好的地方购买，避免吃路边摊，自己烹饪时一定要加热彻底。老人、儿童及患者尤其要少吃贝类。一旦发现中毒现象，要立即到最近的医院进行治疗。

### 3. 微生物毒素

微生物毒素主要包括细菌毒素和真菌毒素。

微生物毒素是最常见的天然毒素。食物中毒除了化学毒素外，绝大部分都是由微生物毒素引起的。它们是病原菌致病的主要因素，同时也是癌症的主要诱因。

近年来，在全国食物性中毒中，细菌性食物中毒排名居第一位。尤其是每年的 7~9 月份，是中毒人数、死亡人数最多的阶段。这段时间气温较高，很适合细菌等微生物繁殖生长，再加上夏季人们经常吃凉拌生蔬菜食品，一旦食物保存不当，就很容易导致微生物中毒。

关于真菌毒素，人们对毒蘑菇的认识已经有几千年了。从古至今，不断有人自行采蘑菇中毒事件发生。野蘑菇虽好吃，但是风险太大。据统计，国内已鉴定的蘑菇种类中，有毒的超过 100 种，其中含有剧毒可致死的达到 10 种，而且，毒蘑菇的毒性成分十分复杂，一种毒蘑菇就可能包含多种毒素，而一种毒素又会存在于多种毒蘑菇中。而且，毒蘑菇一般都没有特效药，死亡率很高。一旦误食，只能采用催吐、洗胃的方式进行治疗。

人类最早的中毒体验就是源于天然毒素。而且，天然毒素所引起的中毒率远远高于化学中毒，比化学毒素更致命。其实，天然毒素离我们很近，蛇类及其他动物所导致的中毒虽然只是热带地区常见的现象；但随着人们对海洋生物利用程度的增长，生物中毒现象也随之增加；玉米、花生等农作物中的真菌霉素

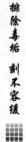

排除毒垢 刻不容缓

也被证明是肝癌、胃癌的诱发物质，自然界中存在很多与细胞癌变有关的致癌毒素。

天然毒素具有多样性、复杂性的特点，而且，自然界中的很多天然毒素还未被人类发现和认识。

# 第二章　喝进去的毒素：
# 喝水排毒，排毒不成反中毒

　　多喝水！估计每个人都被这样嘱咐过。医生、专家也都纷纷表示"喝水十分有利于排毒"，因为肝肾是人体的解毒器官，多喝水就能促进肝肾的代谢，有利于体内毒素迅速排出。

　　然而，现在的水安全问题令人堪忧，以前"买水喝"是出门在外为了解渴，而现在"买水喝"是为了追求健康。有需求就有买卖，如今市场上涌现出了各种"功能水"，高氧水、电解水等等，但是这种水真的健康吗？真的可以治病吗？也有人嗜好饮料的口感刺激，喝饮料来摄取水分，这正常吗？

## 第一节　珍爱生命，饮水要小心

水是我们这蓝色星球上生命的摇篮。水与生命之间有着密不可分的关系，人体内所有发生的变化都是在介质水中进行的。没有水，营养就不可能被吸收；氧气就不能被送到所需部位，营养与激素也不可能发挥作用；废物就不能排出，新陈代谢将无法进行，人就会死亡。

明代神医李时珍在《本草纲目》中开篇就表示："水是万代之源，土为万物之母，饮资于水，食资于土，饮食者命脉也。"由此可见，水是生命体内最重要的物质。地球上的海水面积占 70%，人体中水分也占人体总量的 70%，婴幼儿体内的则在 80%~90%。水在血液中占 90%，在脑组织中占 85%，在肌肉中占 75%。通常，成人每天需要的饮水量为 3 升水左右，当人体失水量超过体重的 10% 时，人体就会发生代谢紊乱；当失水量超过体重的 15% 时，人将会死亡。

水对人体的生理作用表现在以下几方面。

（1）水的基本作用：水是维持生命活动的重要营养物质之一。它参与人体内各种物质的化学反应，同时也是体内进行生化反应的重要场所。各种营养物质都必须先溶于水，然后才能被输送到全身各组织器官、细胞中。

（2）水的代谢作用：水不仅是传送营养物质的介质，也是体内废物的溶剂，它将各种物质通过循环系统送到目的地。它参与体内一切物质的新陈代谢，没有水，新陈代谢就无法进行。

（3）水的运输作用：人体血液的90%都是水，血液奔流不息，能量交换与营养传递才可能进行。血液之所以可以循环，一部分依靠的就是水的流通作用。

（4）水的润滑作用：水具有润滑作用，如唾液、汗液的分泌。水可以减少关节等组织间的摩擦，维持运动协调的状态。

（5）水的溶解作用：人体内的无机盐、有机化合物，以及各种酶与激素都是靠水来溶解。

（6）水的消化作用：水最重要的功能就是参与营养物质的吸收与消化。人体内的消化液，包括唾液、胃液、肠液等的主要成分都是水，而食物的消化主要靠消化液来完成。

（7）水的调节作用：水能够带走代谢产生的多余热量，起到调节体温的作用，能够使人体保持恒温。如汗液的蒸发就能消耗热量，维持正常的体温。

（8）水的亲和作用：当人体出现脱水症状时，水会优先进入脱水细胞，表现出极强的亲和力。

中国还没有到严重缺水的地步，有些人还没有意识到水的重要性。然而在干旱的非洲，淡水就是他们日常生活中最珍贵的资源，而且因为水源经常发生战争。在非洲，每户人家的日均用水量不超过 50 升，而美国每户人家每日用水量超过 700 升。在南部非洲，水问题更为严重，仅有 51% 的人可以用到比较卫生的水。

其实，从污染角度来说，中国也已经到了"水缺乏"的地步。由于地下水污染，我们已经进入了"精致饮水"时代，日常饮用水必须经过自来水厂的处理。水是人的每日必需物，饮用水不达标就意味着健康将遭到威胁。

## 第二节　喝饮料的弊端

走在大街上，随处可见手拿饮料的人，看电影来杯饮料，去餐馆吃饭来桶饮料……饮料已经成了现代人生活中不可缺少的日常消费品。甚至，有人用喝饮料来代替喝水。人人都喜欢喝饮料，因为饮料甜甜的，刺激着人们的味蕾，某些饮料还可以刺激人的神经，令人兴奋。

然而，喝饮料危害很大，很多人都知道常喝饮料会摄入过多的热量，导致肥胖，可饮料的危害不只如此，它对人体的伤害让人难以想象！

如今，市场上的饮料品种令人眼花缭乱，各种功能性饮料颇受人们欢迎。很多商家纷纷用"有益健康"来做宣传，如运动饮料、营养水、维生素水等饮料都被说成是"保健水"，这未免有点过于夸张。

饮料会影响食物的吸收与消化，造成营养不良，甚至还会刺激中枢神经，即使健康人长期喝饮料也会给身体造成极大的伤害。

经常喝饮料不喝水是十分危险的！偶尔喝喝饮料无可厚非，但是如果将饮料当成水喝，身体就很难承受得住！

人喝水后，水不会在胃里与小肠停留太长时间，会迅速地代谢下去，进入大肠。大肠是专门负责吸收水分的。水分吸收后，人体会用水将从饮食中摄入的营养成分输送到骨髓，造血用。血液生成后，会被输送到肝脏，肝脏是藏血器官，会将血输送到心脏，心脏再输送到肺部。血液经过肺部循环后再携带氧气回到心脏，心脏会负责将血液输送到全身。因为血液主要负责输送营养与氧气。被利用过的血液会通过静脉到肾脏过滤一下，这样杂质、有毒物质就会随尿液排泄出去。这就是水在人体的基本代谢过程。

那么，当人喝下去的不是水，是饮料后，这个代谢过程还是这样，但是造血用的就是饮料了。可怕的是，饮料中含有大量的添加剂，大肠吸收的时候是无法将水与添加剂分开的。骨髓虽然能够分开，但是也不可能完全分开，最多只能分离90%左右。骨髓吸收水分后，就直接将添加剂扔在一旁了，这时候危险就产生了：添加剂是被分离了，但是排解就成了难题。因为骨髓组织错综复杂，排出去很难。最可怕的是，这次的还未排出去，下次的又来了，结果可想而知。久而久之，有毒物质就会充满骨髓腔，导致病患的发生。造血系统堵塞了，血就造不出来了，这就是为什么现代很多人，生活条件提高了，却也很容易患上贫血、营养不良的重要原因。

而且，饮料中的添加剂还会使人的味蕾变得麻木，吃健康营养的美食感觉不到香。如今，很多孩子正餐不喜欢吃饭、喝水，平时喝营养饮料充饥，而很多家长也喜欢给孩子买什么营养乳品，以为很营养，殊不知会给孩子的健康埋下巨大的隐患。

经常喝饮料不利于血液循环，人很容易会陷入亚健康状态，免疫力也会大大下降，这时各种有毒物质就会乘虚而入，人就会患上各种疾病。

凡事应有"度"，一旦超过这个"度"，即使是营养丰富的食品也会变成有毒物质，威胁我们的健康。饮料可能比普通的水分营养更丰富，但是其所带来的危害性已经超过了人体所能承受的能力。所以，我们在追求味道多变的同时，也要从保健的角度来考虑，尽量少喝饮料，多喝水！

排除毒垢
刻不容缓

# 第三章　吸进去的毒素：
# 空气污染，让我们无处可逃

　　生命就在一呼一吸之间，没有呼吸便没有生命，犹如吃喝一样，这是生命所必需的。而且呼吸比吃喝更贴近人的生命，一个人可以几天不吃，但是却挨不过几分钟不呼吸。世界上最长的憋气纪录也只有十几分钟而已。

　　每分每秒我们都在呼吸之间，吸入新鲜的空气，呼出体内的浊气，实现吐故纳新的生命过程。然而，现代化的社会，大气污染日益严重，呼吸清新的空气快成为一种奢侈。长期生活在被污染的空气中，人的身体内就会积累大量的毒素，严重影响体内的正常代谢。

## 第一节　空气中潜藏着无形的杀手

世界卫生组织和联合国环境组织早已发布报告，"空气污染已经成为全世界城市居民所无法逃避的现实"。现代工业文明在为人类提供便利的同时，也制造了数十亿吨的毒气和废物。而这些毒气一旦逃离人的掌控，就会对人类的生命造成巨大的威胁。

现代工业社会，空气中到处弥漫着毒素，严重危害着人类的健康。在长期的污染下，人体会产生呼吸道炎症、慢性支气管炎、肺气肿、冠心病、高血压等疾病。而且很多肺癌的发生，也都与空气污染有关。

人经常连自己的一呼一吸都不会觉察到，空气摸不着、看不到，自然更容易被人忽视，只有当空气中弥漫着刺鼻的味道时，人们才会条件反射地捂住鼻口。这样，毒素就在毫无预兆的情况下，通过一呼一吸偷偷地进入了我们的身体。

比如，现代城市中的汽车尾气污染。走在十字路口过马路的时候，总是感觉很呛，你觉得捂着鼻子过去了，但就在这顷刻之间，

排除毒垢　刻不容缓

你已经吸进去了一氧化碳、氮氧化合物及重金属铅。这些物质会对人体造成一定程度的伤害。人体吸入过量的铅，会不断地堆积在骨骼与软组织中，最终会损害肾脏与神经系统，还会阻碍组织的造血功能。而且，铅所导致的智力损伤是不可逆转的，即使将铅排除体外，智力上的损伤也很难康复。

空气中的有害烟雾数不胜数，如香烟、蚊香、化学喷剂、杀虫剂、清新剂等。香烟的危害，众所周知，它含有一氧化碳、二氧化氮、氰酸、尼古丁等有害物质，对心脏与肺会造成很大的伤害。杀虫剂、清新剂等很多生活用品都是喷雾式，使用时会在空气中制造很多有害的悬浮颗粒，如甲醛、二氯苯、甲酚等化学物质，如长期使用，不仅会损害皮肤、眼睛，还会对神经系统造成损伤，并引发各种疾病等。

干洗的衣服也可能会散发有毒气体。衣服干洗后取回时，你可能会闻到一股呛人的化学味道，这种味道主要来自于干洗时常用到的四氯乙烯之类的洗剂。衣服洗完后，还会大量残留在衣服上。这种化学气味吸入过量，可能会导致头昏眼花、恶心、食欲缺乏等，严重时会伤及肝脏。所以，我们从干洗店取回衣物时，应先将套在外面的塑料膜去掉，然后在通风的阳台上晾晒，让化学味道尽快消失。

近年来，新房中毒事件频频发生，而刺激性气味严重污染是其主要诱因。类似于这样的事例还有很多很多，中国现在是世界上经济发展最快的国家之一，同时也"光荣"地成为了世界上每年因空气污染而致人死亡人数最高的国家。

　　世界卫生组织的空气质量专家米卓·科恰诺斯基表示，中国所排放的空气污染物大约占世界空气污染总量的三分之一。大量燃料是空气污染的最主要来源，但是由于中国的汽车数量不断增长，以及越来越快的城市化进程，使得燃料的消费迅猛增长。在一些家庭中，还是使用煤与木炭作为日常燃料，这样的生活方式更加重了空气污染。

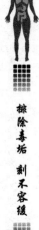

排除毒垢
刻不容缓

## 第二节　雾霾天气，毒素一手遮天

俗话说"秋冬毒雾杀人刀"。雾霾天通常都是出现在秋冬季节的，但是现在空气的污染导致春夏两季也开始"盛行"雾霾天气。

近年来，一场又一场的大范围雾霾笼罩着中国。在一百多个大中城市都出现了不同程度的雾霾天气，据环保部数据显示，全国20多个省份的空气质量已经达到严重污染的状况。在雾霾的强烈冲击下，人们纷纷戴口罩出行。以前戴口罩是严冬防寒，现在戴口罩是时刻防毒。

雾霾天气自古有之，刀耕火种与火山爆发都可引起雾霾天气。但只有进入到现代社会之后，雾霾天气才开始威胁到人体的健康。急剧的工业化致使能源猛烈消耗、自然环境遭到破坏等，这些都是雾霾天气的诱因。

环保专家分析，雾霾天气频繁出现的根本因素是持续的污染物排放。目前，大气的污染排放量已经大大超过了环境容量。

在气温低、风力小等条件下，大气中的污染物不易扩散，雾霾天气就很容易出现。

雾霾是雾和霾的混合物。其中雾是自然现象，空气中湿度在80%~90%后，水汽与灰尘凝结形成雾，这种雾基本无害。而霾主要是由空气中的烟、灰尘等物质形成的，湿度低于80%，颜色发黄，这种气体会进入并黏附在人的呼吸道与肺叶中，影响人体的健康。

雾霾主要包含二氧化硫、氮氧化物与可吸入颗粒物。它们与雾气结合在一起，使得天空变得阴沉昏暗。其中，颗粒物的缩写是PM，PM2.5就是空气动力学直径小于等于2.5微米的污染颗粒。这种颗粒本身就是一种污染物，同时还会承载重金属与多环芳烃等多种有毒物质。

有毒颗粒来自矿物颗粒物、硫酸盐、硝酸盐、汽车尾气等。尤其是使用柴油的车子，会排放出大量的细颗粒物。使用汽油的车子排放的是气态污染物，但是遇到雾天，也会转化为颗粒污染物，进而加重环境污染。

雾霾可导致呼吸系统疾病。其中有害健康的主要是直径小于10微米的气溶胶粒子，它们会直接进入人体呼吸道与肺泡中，可引起急性鼻炎或急性支气管炎等疾病。而且，这些支气管哮喘、慢性支气管炎、慢性阻塞性肺疾病等慢性呼吸道疾病患者，会在雾霾天气病情加重，如果长期处于这种环境中，体内的有毒物质又排不出，就会引发癌症。

排除毒垢 刻不容缓

雾霾天气中的污染成分多，气压低，也容易引起心血管疾病。比如，在雾大的天气，水汽含量很高，而人们如果户外活动或运动的话，汗液就很难排出，从而产生胸闷、血压升高的症状。

　　另外，雾霾天气会在很大程度上降低紫外线的强度，导致空气中的传染性病菌活性增强，有毒病菌就会很容易进入体内，进而引发传染性疾病的发生。

## 第三节　远离毒素，选择低碳生活

空气污染如此严重，已经严重威胁到我们的健康。然而，空气污染只能尽可能地减少，无法禁止，更难以恢复，因为我们已经坠入了化工业的漩涡。

日常生活中，我们也在间接地制造空气污染。我们每个人冬天都要取暖，要烧煤；夏天要用空调、风扇。几乎每个家庭中都有现代化机器，比如电视、电脑、微波炉、手机等等。这些电器都在消耗能源，制造这些电器需要机器，机器运作需要耗电，用这些电器也一直在耗电。发电就要烧煤，就会产生废气，而且使用这些电器的过程中也会对空气造成不同程度的污染。

表面上，我们并没有对空气造成污染，但其实我们才是这污染的"罪魁祸首"。所以，人人都应该选择"低碳生活"方式，倡导健康的生活理念。

随着生活水平的提高，人们都开始讲究居住环境美观舒适，我们装修时使用的复合地板、涂料、油漆中都在不断地向空气中释放毒素，其中甲醛、苯乙烯是人们所熟知的致癌物质。很多人物质生活丰富，频繁地装修，家具一年换一套，殊不知，新房子、新家具是最有可能释放有毒物质的。

我们做饭时所使用的煤气，以及食物中所释放的食品化学物质，都在制造污染。还有吸烟一族，吸烟的人在"毒害"自己的同时，也"毒害"了别人。

现在，越来越多的人有了私家汽车，有的家庭甚至有两辆以上。但是如果问你："为了减少空气污染，你能不开车吗？"多数人肯定会回答："不可能！"我们在污染环境，却又想要健康的空气，这就是现代人的矛盾心理。汽车对空气造成的污染颇为严重。它是PM2.5的重要来源之一，在交通阻塞的城市，污染会更加明显。驾驶员的急加速、急减速等不良驾驶习惯也会加重PM2.5的排放。

夏天，露天烧烤盛行。当我们在享受着啤酒、烧烤的美味时，也在制造空气污染，而受害者也有我们自己。食客们认为，在路边吃点烧烤、喝点啤酒很享受，但是当他们自己经过烧烤摊时，也都会挥着手赶着烟快步走过。烧烤摊的烟雾，或许几秒钟就可以躲过，但是这些烟会凭空消失掉吗？它最终还是会散入空气中，潜藏到我们每一个人的身边。烧烤烟气中除了有一氧化碳、氮氧化物、颗粒物之外，还有致癌物苯并芘。

最后，还有生活中的垃圾处理。生活中，我们所使用的一次性餐具、过度包装产品等不仅在消耗能源，而且在制造二次污染。同时，垃圾的处理过程离不开机动车与电的消耗。

　　大气污染没有地理边界，每个城市或多或少都是大气污染的制造者。大气污染不仅仅是某些企业和工厂所导致的。我们每个人都是生活在自然环境中的一份子，都在消耗能源，制造空气污染。

　　生活在现代化工业社会，空气污染是谁也无法逃避的现实，我们每个人都被逼无奈地受到毒气的威胁，唯一能做的就是"亡羊补牢"，为自己的健康负责，想方设法排除毒素！

排除毒垢　刻不容缓

# 第四章　毒素难以屏蔽：
# 生活中，毒素随处可见

毒素就潜伏在我们的身边，只要活着，我们就必须时刻做好与毒素作斗争的准备！

日常生活中，我们所使用的化学用品都可能会对身体造成不良影响。而且，我们自身的不良习惯、情绪也会制造毒素。一般情况，我们接触的这些毒素含量很少，感觉无足轻重。但是毒素就像衰老一样，它会慢慢地将你"围困"！

## 第一节　不良举动让体内毒素堆积如山

现代人的很多不良生活习惯，其实都是身体"中毒"的原因，如睡得太晚、饮食无度、烟酒过度、偏爱甜食……所有这些坏习惯都是在制造毒素，随便做了哪一个，都不可避免地要与毒素"狭路相逢"。

毒素真的阴魂不散吗？其实你只要全面地检测一下自己的生活习惯，就会发现，即使周围环境中没有过量的污染物，我们自身的不良生活习惯也在制造出毒素。

### 1. 饮食不规律

现代，我们的生活越来越精彩，但是生活方式却越来越不健康。

一些上班族，早上匆匆忙忙，通常不吃早餐。不吃早餐的人很容易感到疲倦，精神低迷。长期下去，就会造成营养不良、贫血、抵抗力弱等症状。而且空腹状态，人体胆汁分泌过少，胆固醇量不变，长期如此，胆固醇就会达到饱和，在胆囊中形成晶体析出，产生结石。

暴饮暴食也会对身体造成伤害。吃得太猛，人就容易出现头晕脑胀、精神恍惚、肠胃不适、胸闷气急、腹泻或便秘，严重的会引起急性胃肠炎，甚至胃出血；暴饮暴食还会使肝胆负荷加重，使肝病病情加重。另有研究表明，暴饮暴食后 2 小时，心脏病的发生概率增加 4 倍。

现代人总是很忙，忙着参加聚会、宴会，而平时上班都是用快餐或方便食品填饱肚子。快餐与方便食品缺乏营养成分，而聚会上的大鱼大肉则会对肠胃造成负担。这种不规律的饮食方式看起来很潇洒，却影响了身体的正常代谢，对排毒系统也会造成很大的损伤。

### 2. 憋大小便，憋出毛病

有时候，一些人因为太忙或者不好意思开口，就会强忍大小便。大小便里的毒素最多，如果不尽快排出，就会被身体重新吸收。研究表明，长时间憋尿会导致膀胱炎；经常憋大便，也会使生物钟发生混乱，造成便秘及肠功能紊乱，时间长了还会导致慢性炎症。

### 3. 留长胡子也会藏匿细菌

现代很多男人为了追求个性，都开始留长胡子。其实，留长胡子相当于在为细菌营造藏身之处。黏附在胡子上的细菌，会随着人的呼吸进入呼吸道内。

### 4. 起床就叠被

很多人爱整洁，起床后就马上叠被子，其实这并不是一种利于健康的做法，因为这可能会让螨虫更加肆虐。据研究统计，即使是非常干净整洁的家庭，被褥上也可能藏有螨虫。螨虫依靠人体自然脱落的皮屑生存，同时它们的生长需要潮湿的水分，如果潮气和水分消失，各类螨虫就会干渴而死。所以，起床后不要马上将被子叠起来，这样被子上的水汽、螨虫、细菌就会被包裹起来，进而危害人体的健康。

### 5. 跷二郎腿

无论男女，很多人坐下来的固定姿势就是跷二郎腿。女人有时可能是为了防止走光，而男人可能是为了耍帅耍酷。但是跷二郎腿的习惯却会引起不少疾病，导致脊椎变形、引起腿部静脉曲张与静脉血栓、影响生殖健康。

### 6. 空腹吃糖

医学研究证明，长时间空腹吃糖会影响身体对蛋白质的吸收。蛋白质是生命活动的基础，是人体能量的主要来源，如果长时间空腹吃糖，就会影响人体的正常功能，使人体变得衰弱，进而产生各种疾病。

### 7. 饭后即睡

饭后即睡会导致大脑血液流向胃部，大脑的供氧量也会减少，在大脑血液供应不足情况下倒下便睡，很容易产生中风，还会使人发胖。

### 8. 电磁辐射

电磁波污染是现代社会的一大污染。进入二十一世纪之后，人人手机不离手，电磁辐射与我们形影不离。很多电器都会产生电磁辐射，并对人体造成影响。目前，电磁辐射污染已经影响了我们每个人。

古语有曰："积行成习，积习成性，积性成命。"行为决定习惯，

排除毒垢 刻不容缓

习惯决定性格，性格决定命运。从医学角度来说，一个小小的坏习惯看似微不足道，但是长期下去，就会对一个人的身体素质产生决定性的作用。

司机为什么容易得前列腺疾病、腰间盘突出？老师为什么容易腰肌劳损？办公室文员为什么容易得颈椎病？这些职业病的产生都是不良习惯所致。即使是很普通的动作行为，长时间地保持下去也会很容易地使毒素堆积，导致疾病的产生。

## 第二节　情绪之毒——最不可忽视的致病祸根

很多人为什么钱越来越多，却越来越不开心，身体也越来越不好？

"愁一愁，白了头"，情绪也可以制造毒素，这绝对不夸张！据调查统计，情绪对人体健康的影响率甚至达到了 70% 以上。中医典籍《黄帝内经》中就讲道："怒伤肝、悲伤心、思伤脾、忧伤肺、恐伤肾。"愤怒、抑郁、生气等不良情绪会使身体代谢异常，对五脏造成损伤，从而产生对健康不利的毒素。

二十一世纪以来，心理健康成了健康的主题。不良情绪会使人失去心理平衡，如果一个人的心理长期处于不平衡状态，心跳就会加速、呼吸紊乱，内分泌也会失调，从而导致体内的毒素越积越多，当身体无法承受时，就会引发各种疾病。

春秋战国时期，名将伍子胥由于烦恼过度，一夜之间白了头发。所以说一个人如果不能保持良好的情绪，必将远离健康，尤其是当人失去活下去的意念时，即使灵丹妙药也救不活。为

排除毒垢
刻不容缓

什么情绪对人体会产生如此大的作用呢？

人体中血管大大小小连起来有 10 万千米长，相当于绕地球三圈。成人的血液大概有 6 升左右，正常情况下，血液会由心脏搏出绕人体一圈，耗时约 23 秒。大脑是人体的最高指挥中心，正常情况下，所需要的血液大约占全部血液的 2/3；当人陷入思考时，大脑所需要的血液量提高到 3/4；当人烦恼时达到 4/5，发怒生气时高达 9/10，所以当人一发怒时就脸红脖子粗，这是因为身体中的全部血液都在向头部输送，脸就会很红。人体最大的两条动脉就在心脏通往大脑的地方，大概有大拇指那么粗，这两条动脉就分布在脖子的两旁，发怒时，血流量加大会使这两条血脉扩张，而且有些人会因为血液都输送至脑部，四肢供血不足而引起颤抖。这种情况下，如果脑部血管硬化就会发生脑出血症状。

当人发怒或烦躁时，脑部血液量不仅会增大，血液循环的速度也会增快，血液在高速度的循环使用下，会很快被污染、酸化。俗话说："血浊万病到，万病由酸起"，由此可见，不良情绪对身体的严重伤害性。

另外，人的心理作用，潜意识都会对身体产生一定的影响。

比如，一个人喜欢胡思乱想，一不舒服就怀疑自己得了重病，时间长了，疾病就很可能找上门来。这与心理压力有关，当一个人怀疑自己得了重病时，就会产生各种不良情绪，进而造成代谢紊乱，时间一长，就会引发疾病。

情绪对人体的危害性令人无法想象，严重时会使人死亡。比如，股票市场上，有的股民会因为股票暴涨或暴跌而猝死。死亡的诱因就是情绪上的过度兴奋或紧张。人过度兴奋时，脑部会过量充血导致脑出血而死；紧张过度时，心脏衰弱的人很容易因为心脏停跳而丧命。

　　生活压力所导致的不良情绪使得现代人体内的毒素剧增，使得人体细胞的生存环境受到惨重的破坏，使得细胞无法正常代谢与生存。当细胞无法生存时，人体的正常代谢就会无法进行，必然会导致疾病的发生。

　　俗话说："人生不如意，十有八九。"如果我们每天都愁眉苦脸，为了种种不如意的事情而心烦、生气，不仅生活会变得一团糟，身体也会跟着遭殃，并进入恶性循环。

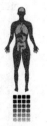

排除毒垢
刻不容缓

## 第三节　我们也是毒素的"携带者"

　　人只要与外界接触，就迫不得已要制造毒素。比如，我们每个人每天都要吃东西，吃东西就必然有废物产生，对身体来说就是毒素。

　　人的一生，不可避免地要与"毒素"相遇，即使外界的毒素进入不了体内，外界的"营养物"也会进入体内代谢产生"毒素"。

　　一个人未出生，尚是胎儿时，就已经在妈妈的肚子里学习新陈代谢，并"制造"了胎便。日常生活中，我们每一个人都必须摄入营养，维持身体的正常代谢，这个过程中会产生很多"废物"。这些废物如果不能及时排出体外，在体内大量堆积，就会对人体产生毒素作用。

　　人体代谢过程中产生的主要毒素包括以下几种。

　　（1）自由基：自由基是人体生化反应中不被直接利用的产物，人体不可避免要进行生化反应，所以不可避免要产生"自由基"。

适量的自由基是对人体有利的，身体每时每刻都在消耗能量，而负责传递能量的就是自由基。当这些自由基被封闭在细胞中不乱跑乱窜时，它们是无害的。但是当自由基超过一定量，失去控制，生命的正常秩序就会被破坏，疾病也会随之而来。自由基还是造成人体衰老的重要因素，生活中，有一些人看上去比实际年龄要老很多，这就说明体内的自由基过多了。自由基过量就会产生很强的氧化作用，损害细胞，加速人体的衰老，引发皮肤黑斑、心血管疾病等。

（2）胆固醇：人体内的胆固醇大部分由肝脏产生，它是人体必需的营养物质，还可以合成很多重要的物质，但是胆固醇量如果超出人体所需范围，就会使血清胆固醇升高，引发心血管疾病。

（3）宿便：宿便是肠道内久积的陈旧大便，一般 3~5 天不解大便而堆积在肠道内的粪便就是宿便。宿便是肠道毒素的根源，它所产生的毒素进入人体后，就会降低人体的免疫力，引发各种疾病。

（4）脂质堆积：现在，人们摄入营养过多，很容易造成血液黏稠，随着血液浓度的增高，大量脂质就会沉积在血管内壁，引起脑血栓、冠心病及肾脏疾病等。

（5）尿酸：尿酸也是人体代谢的产物，主要由肾脏产生。当人体内的尿酸沉积过量时，就会在软组织或关节，产生各种炎症。

（6）乳酸：乳酸是人体在长时间运动中产生的，它会使血液呈酸性。人处于疲劳状态下的腰酸背痛、乏力、笨拙等症状，就是因为乳酸大量堆积所引起的。

（7）水毒：当人们食用过多的冰冷食物或者体内的水代谢异常，就会导致体液分布不均，形成水毒。水毒会导致水肿、发汗、排尿异常。

（8）淤血：淤血是指人体的旧、残、污血液，是在血流不畅的病态或末梢循环不畅时所产生的废物。淤血会导致人体细胞、肌肉营养不足，导致肥胖、手脚冰凉、痛经等症状。

只要我们活着，身体就会绵延不断地产生废物。其实，产生废物是正常的，它们是人体新陈代谢的正常产物，也是身体健康平衡的表现。但是，如果我们的身体没有能力排泄废物了，这些废物就会在体内堆积，变成对人有害的"毒素"。一个人的体内不可能百分之百没有毒素，但肯定是越少越好，为此我们需付出百分之百的努力！

# 第二篇
## Part 2

# 毒垢是个人体杀手
## ——毒垢是生命的慢性毒药

　　人体本身虽然具有完善的排毒系统，但是因为身体的衰老，以及周围环境等各种因素，排毒系统无法正常运行，体内就会不知不觉堆积各种毒素。这些毒素会在人体形成毒垢，使人早衰，病情加重，进而影响人的活力与魅力，像慢性毒药一样蚕食着人类的健康。

# 第五章　身体与毒素抗争，孰输孰赢？

毒素是人体最强劲的敌人！可以说，从出生起，我们的身体就一直在与毒素做抗争。人体是一个很庞大的系统，对于毒素它自有一套抵抗手段。那么，身体与毒素抗争，孰输孰赢？

生老病死，是自然规律，不可违抗！健康表现于长寿，身体与毒素抗争的输赢就在于"坚持"！所谓，"知己知彼，百战不殆"，了解敌我，与毒素的抗争才能胜券在握！

## 第一节　毒素无孔不入

毒素无孔不入，时刻围绕在我们身边，伺机侵蚀人体。即使不吃、不喝、不呼吸，住进一个无菌的环境，我们自身也会产生毒素。我们无法避免与毒素的接触，所以，只能奋起与之抗争。

毒素侵犯人体主要是通过呼吸道、消化道、皮肤等部位。另外，还会通过静脉注射等特殊方式进入人体。毒素侵害人体最快的方式是静脉注射，其次为呼吸道、皮肤、消化道吸收。

### 呼吸道进入

毒素经过呼吸道进入人体，是最常见、最危险的途径。在工业生产中，有毒气体、烟雾、有毒颗粒等不同形态的毒素随时都可能被人吸入呼吸道。

有毒物质是否会通过空气进入呼吸道内，并被肺泡吸收，与毒物颗粒大小与水溶性有关。当毒物呈蒸汽、烟雾、气体等状态时，直径一般低于 3 微米，很容易就会进入肺泡。而直径超过 5 微米的毒物，在进入呼吸道时，通常会被鼻腔与上呼吸道所挡住，而且也可能被上呼吸道的黏液所溶解，从而不能到达肺泡。但是，当毒物浓度过高时，仍有可能进入肺泡。当毒物进入肺泡后，水溶性强、颗粒小的毒物会被很快地吸收。

毒素经肺泡吸收后，就不会经过肝脏的解毒而直接进入血液循环，很快就会分散到全身，发挥毒性，所以这种侵入方式对人体的危害很大。

### 被皮肤吸收

皮肤吸收毒素主要有两种方式，一种是通过表皮屏障，一种是通过毛囊。极个别情况下，会通过汗腺导管吸收。

皮肤角质层下的表皮细胞膜富有磷脂，所以可以在某种程度上屏障非脂溶性毒物，表皮与真皮连接处的基膜也具有这样的作用。脂溶性毒物则可以通过此屏障，但是如果不具有水溶性，也不容易进入人体血液。毒物通过毛囊可以直接透过皮脂腺细胞、毛囊壁而被血液吸收。部分毒物，能够同时经过表皮与毛囊进入血液。

毒物进入皮肤的数量与速度，与其脂溶性、水溶性、浓度及皮肤接触面积有关，同时还与外界的环境条件有关。经过皮肤吸入的毒物，也不会经过肝脏的解毒过程，而直接通过血液循环分散到全身。

### 经消化道吸收

毒素可以通过食物、不良饮食习惯等方式进入消化道。在有毒环境中进食或饮水也可以导致毒物进入消化道；或者毒物由呼吸道进入人体后，一部分黏附在鼻咽部，无意被吞进消化道内。

　　毒物进入消化道后，大部分会通过排泄系统排出，一部分可能被小肠吸收，经肝脏解毒后排出，但最终还是会有一部分进入血液循环，分散到全身各个部位。

## 第二节　毒素形成毒垢，你的病总也治不好

毒素很可怕，让人提心吊胆！但是，我们的身体每时每刻都在为健康而奋斗。人体自身拥有一个很神奇的排毒系统。正常情况下，排毒系统可以有效地进行毒素清理。但是排毒系统的能力也是有限的，过多的毒素会使它们超负荷运作也完不成任务，某一排毒器官的衰弱也会使毒素无法顺畅排出，这就会造成毒素的堆积。

毒素长年累月的堆积就会形成危害更大的毒垢。毒垢比毒素更可怕！毒垢就像茶壶上的茶垢和水壶中的水垢一样很难除去。

为何慢性病越来越多？为什么现在年轻人患癌症的越来越多？人类的平均寿命本应是 120 岁，但实际上人的平均寿命才七八十岁，到底是什么夺走了我们 50 年的寿命？如今，人类医疗水平"高度发达"，但是人类的健康水平却越来越低，癌症、肝病、心脑血管疾病越来越多，大部分人都处于亚健康状态。

其实，导致这些现象发生的罪魁祸首就是毒垢。

随着社会的发展，人类的饮食与生活形态发生了巨大的变化。如今，人们每天几乎都会接触到化学物质，一不小心就会将毒素引入体内，如果不能对其进行有效的清理，它们就会在人体沉积，衍生出各种疾病。

事实上，不仅仅是疾病患者，我们每个人都是毒垢的携带者，虽然疾病还没有在每个人身上发生，但是随着年龄的增长，毒垢就会越来越多，量变引起质变，毒垢会侵蚀脏腑，破坏细胞，阻碍人体的正常代谢，轻则引起头晕、乏力、免疫力下降等各种亚健康症状，重则导致癌症、心脑血管等一系列疾病。

如今，亚健康已经成为社会的普遍现象。毒垢就像定时炸弹一样，到一定程度就会爆发疾病。脂肪肝、肝硬化、肝癌、动脉硬化、高血压、高血脂、脑卒中、冠心病、心肌梗死、子宫肌瘤、乳腺癌、肺气肿、淋巴癌……这些都是毒垢一手所造成的！

人生病了，就会吃药，但是大部分疾病是很难吃药吃好的，为什么？因为很多药物只是暂时消除了疾病症状，并没有从根本上消除疾病的根源——毒垢。而且，药物也是一种毒物，也会增加脏腑的负担，影响人体正常的自然代谢，腐蚀脏腑的健康。

慢性病就是因为体内的毒垢沉积过多，侵蚀机体、造成淤堵的结果。疾病有一个积累的过程，这也是毒素在人体内积累的过程。人们如果只关注消除疾病的症状，而不追究疾病的根源，疾病症状也许会被暂时消除，但是毒素会继续在体内肆无忌惮地堆积，堆积到一定程度，疾病就会彻底爆发出来。

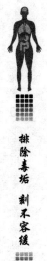

# 第六章　　毒垢正在腐蚀每一个人的身体

　　现代社会，各种疑难杂症丛生，以前我们听到癌症觉得很稀奇，现在癌症患者越来越多。然而，现代医学往往只关注疾病本身，绞尽脑汁地想着如何将疾病消除，却忽视了疾病背后的罪魁祸首，逐末忘本。

　　生命从诞生的时刻起，体内就开始累积毒素，年龄越大毒垢就越多。毒垢侵蚀脏腑，破坏细胞，阻碍人体吸收营养和有效排除废物，最终将人引向疾病与衰老。

## 第一节　中毒，你意识到了吗？

人体是一个聪明的家伙，一旦体内毒素堆积到一定程度，它就会表现出来，让你采取行动！比如，我们嘴里有溃疡，或者脸上冷不丁冒出一个痘痘，就知道"上火了"！"上火"其实就是体内毒素散发的一种表现。

我们身体的任何不正常的表现，都可能是毒素所导致的，所以千万别抱着无所谓的心态！

当毒素积累到一定程度，它就会在身体上表现出来，让人产生各种不良症状。下面是身体"中毒"的一般表现症状，可作参考。

### 头痛

急、慢性中毒都会导致剧烈的头痛。头痛的原因主要是因为病毒侵犯神经所致。高血压也会引起头痛，这与血液内二氧化碳过量有关。

### 恶心呕吐

人一旦误食有毒食物、吸入毒气或感染有毒物质，就会产生恶心呕吐的症状。另外，如果饮食不当，暴饮暴食或吃生冷刺激性食物，也会引起这种病证。

### 腹痛、腹泻

进食变质食物或者其他生冷、不干净的食物，都会引起食物中毒，从而引发胃肠炎等疾病。得了这些疾病后，都会出现腹痛、腹泻等症状。

### 发热

感染病毒、细菌、真菌、支原体等病原体，都会引起发热现象。手术、严重外伤、癌症、血液病等也会引起发热。

### 烦躁、昏迷

一氧化碳中毒、有机磷中毒、酒精中毒、尿毒症、糖尿病、中暑，以及各种严重感染，都会导致烦躁、昏迷现象。

### 便秘

平时摄入食物纤维素过少，胃肠道阻塞，铅中毒、汞中毒等代谢疾病，都会引起便秘的发生。

### 皮肤粗糙

皮肤粗糙通常是因为血液酸性过高所致，平时我们所吃的鱼、肉、蛋等酸性食物，都会增加体内乳酸、尿酸的含量，侵蚀表皮细胞，使皮肤不再细腻光滑。

### 痤疮

食用高脂肪、糖类、刺激性食物过多，就会导致内分泌紊乱、代谢异常，从而产生痤疮。

### 湿疹

当人体代谢所产生的过多垃圾不能及时排出体外时，就可能会引发湿疹。

### 肥胖

常吃高脂肪、高热量的食物，随着脂肪的堆积，毒素也就会产生，当毒素越来越多时，身体就会变得越来越臃肿。

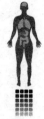

### 口臭

有时候在与人靠近交谈时，我们会闻到一些难闻的气味，没错，那就是对方嘴里发出来的气味。有些人可能以为这只是口臭而已，多刷刷牙，注意口腔卫生就行了，其实并非如此，这样是治标不治本的。因为口臭是身体疾病、毒素堆积过量的信号。

口臭主要是因为脾胃、肺积热或者积食不消所致。这些因素会造成代谢紊乱，致使体内堆积过量废物难以排出，最终变成毒素。比如，贪食辛辣食物、暴饮暴食、染邪热、虚火郁结，或者患有某些口腔疾病、消化系统疾病等都会造成口气不清爽、发臭。

患有口臭，就会严重影响社会交往关系，个人的形象魅力也会大打折扣。所以，患了口臭就一定要及时处理这个问题。

**体臭**

当身体的毒素积累过量，随着血液循环分布到全身并排出受阻时，就会从皮肤等排泄器官向外渗溢，这个时候，如果不注意清洁、卫生或者排泄器官存在问题，就会产生难闻的气息，令人无比尴尬。

## 第二节　亚健康——我们的活力哪去了？

你是不是经常觉得疲惫乏力？对什么事情都提不起精神？有时还会莫名其妙地烦躁、焦虑，但是去医院检查，却查不出什么问题？这种"无病"但却又缺乏活力的状态，人们称之为亚健康。

那么，到底什么是亚健康？人们对"亚健康"很熟悉，但是真的说起来，恐怕没有多少人真正理解它！从某种角度来说，亚健康就是疾病的早期症状，当毒素在身体内形成毒垢时，它就会发出危险的信号，这就是亚健康的症状。现在，一些年轻人看上去缺乏朝气，没有活力，很有可能就是体内毒素超标的现象。

一个人只有掌握自己的生活才能拥有幸福，但是一切的一切都是以健康为基础的。健康是我们每一个人的永恒主题。失去了健康，即使拥有一切也无福享用。很多社会精英，如科学界、文艺界、商界的很多能人因为健康问题过早地离开人世，这无疑是每一个人的损失。可以说，重视健康到任何程度都不过分，因为健康是人生的底线。

毒素入侵人体后，免疫力会随之大大下降。免疫力低下通常表现为容易感冒、消化不良、食欲缺乏、肥胖等。免疫力严重低下的人经常感冒，并且吃药打针都不容易好，一个感冒通常会拖十天以上；而且经常胃痛，反复吃药也不见好转；各种小毛病不断出现，而且很难根除。这些症状并不是什么大病，但实实在在地影响了人们的生活，感冒让你无心工作，肥胖、胃痛让你心情很差……这些因素看似微不足道，却对你的生活起着决定性的作用。

如果你的身体出现以下症状，就很可能被毒垢所困扰，处于亚将康状态。

(1) 早上不能在固定的时间自然醒来，起床后浑身无力。

(2) 腰腹部出现赘肉。

(3) 经常便秘、腹泻。

(4) 面部皮肤粗糙。

(5) 莫名的烦躁、火气大。

(6) 工作 1 小时后就感觉疲惫。

(7) 经常失眠，而且总是做梦。

(8) 呼吸道容易"上火"。

(9) 吃得很少，味如嚼蜡。

(10) 免疫力低下，春秋流感难以逃脱。

## 第三节　小心体内毒垢攻入五脏

现代社会，环境污染严重，我们每个人都有可能成为毒垢的携带者。即使身体外表上没有异常，毒素也可能开始在体内安营扎寨，随着日积月累、年龄的增大，毒垢会逐渐深入五脏六腑，破坏人体细胞，妨碍生命活动的正常运行，我们会从最开始的亚健康状态进入疾病状态。

毒素攻入人体内，就会肆无忌惮，它会渗入到身体的各个部位，残忍地进行破坏，最终还会吞噬我们的生命。就拿心脏来说，毒垢堆积在心脏，心脏负荷就会加重，每跳一下相当于跳好几下，这样心脏就会过早衰败，很多人刚过中年就患上心脏病，正是这个缘由。

毒垢占据躯干与四肢，就会出现腰腿痛，浑身不舒服；毒垢在皮肤肌肉，就会长癣斑，长疮长瘤；毒垢在血液，就会引发心脑血管病，诸如高血压、高血脂、冠心病、脑卒中、偏瘫、心律不齐、动脉硬化等；毒素在脏腑，五脏功能就会受损，新陈代谢就会被打乱，导致各种病证。

## 毒垢在肝脏

肝脏是阻止毒素进入大循环的有效屏障，一旦体内毒素过多，就会对肝脏造成损伤。当毒垢在肝脏堆积时，指甲上会发出信号。肝血充足，指甲红润、坚韧；肝血不足，指甲薄脆，出现凸起的棱线等。指甲上的"月牙"，学名叫"半月痕"，它反映了人的精力与元气，是人体健康的显示窗。健康状态下，双手指甲下端的1/5处会有8~10个月牙。月牙越少，说明体质越差。如果月牙过少或者颜色发灰，就表示身体有问题了。

肝的疏泄功能直接影响着气机的运行。气是血液运行的推力，气行则血行，气滞则血瘀。如果肝脏有毒垢存在，胸肋、乳房、腹部就可能出现胀痛，甚至出现肿块，女性还会出现经行不畅，导致痛经、闭经等症状。乳腺是肝经循环要塞，肝脏一旦发生病变，乳腺增生就可能发生。

肝脏同时还是调控情绪的器官，如果肝脏毒素不能及时排出，人就会产生明显的不良情绪，如心情郁闷、易燥等。

中医认为，脸部两侧与小腹是互为表里的肝经与胆经的"地盘"。一旦肝脏内毒垢堆积过多，面部两侧就会长痘痘，还会习惯性痛经。肝开窍于目，视觉功能主要是依靠肝血的滋养，如果肝脏功能受阻，就可能出现视力减退、目赤肿痛、夜盲等症状。

毒垢在肝胆，通常会导致的疾病有脂肪肝、肝硬化、肝炎、肝癌、胆结石、胆囊炎、内分泌紊乱、痤疮、过敏、黄褐斑、牛皮癣、白癜风等。

### 毒垢在心脏

舌与心脏相联，如果舌上生溃疡，就是心火旺盛的表现。当心火过旺成为火毒时，额头上就会出现痘痘。当这种毒素不能及时排泄时，就会出现胸闷、刺痛等现象。

中医认为，精神活动与心脏有很大的关系，故有"心主神明"之说。正常情况下，人的神志清醒、思维敏捷、精力旺盛。当毒垢在心脏时，心脏就会出现功能障碍，心神就会改变，出现心悸、胸闷、失眠多梦、健忘、狂躁、喜怒无常、昏迷等症状。

汗是人体津液之一，与血同源，因心主血脉之说，所以当心气虚时，就会出现自汗、盗汗等症状。心脏出现的淤血也是一种毒垢，就像是路上堵车，轻则胸闷，重则会出现刺痛感。如果出现以上所述的不良症状，一定要及时治疗，防患于未然。

毒垢在心脏，通常会导致的疾病有冠心病、高血压、心肌炎等。

### 毒垢在脾脏

脾脏出现毒垢后，人的脸上一般都会长出色斑；女子白带过多也是脾功能衰弱的表现。脾主管体内的湿气，毒垢在脾脏堆积，就会影响脾脏的运化能力，从而导致湿气过盛，白带增多就是女子湿气过剩的明显表现。口唇周围都属于脾，当毒垢在脾脏不能及时排出时，就会在口唇爆发出来，产生口臭或唇周长痘等症状。

中医认为，脾主升，如果脾的功能受阻，人就很容易出现

排除毒垢 刻不容缓

乏力、头晕目眩、腹胀、腹泻等症状。脾还负责水液的正常运化，如果脾脏失常，就会产生痰湿、水肿、腹泻等。脂肪在中医中还被称为"痰湿"，它就是在脾的代谢功能不佳时，无法将体内毒垢及时排出而产生的。所以，最有效的减肥方式就是从恢复脾胃的正常代谢做起，否则就会很容易反弹。

### 毒垢在肺脏

肺开窍于鼻，肺的病变会直接反映在鼻子上，出现鼻塞流涕、嗅觉失灵等症状。毒垢如果在肺部大量堆积，人就会经常感冒。因为肺主皮毛，皮毛包括皮肤、汗腺等组织，是一身之表，起着防御外毒侵袭的作用。肺的功能良好，皮肤就会光滑白皙；如果肺部毒垢较多，就会影响到皮肤的新陈代谢，使皮肤看起来没有光泽、晦暗。

肺的功能越强，抵御外毒的能力就会越强，如果肺气虚，体表则不固，就会常出汗，抵抗能力自然会下降，就很容易发生感冒，严重时就会引起肺炎。中医认为，肺与大肠互为表里，当肺脏有毒垢后，下面的肠道就会堆积废物，于是就很容易产生便秘。便秘又会导致肺部不通，使人出现咳嗽、气喘等病证。毒垢在肺，会影响肺部的气血运行，使得肺不能正常抒发心中闷气，容易使人压抑，变得多愁善感。

### 毒垢在肾脏

肾脏管理着身体液体的运行，当面部或身体四肢出现水肿，很有可能是肾脏排毒不利的结果。通常，肾病患者都会出现水肿的现象，尿量减少、尿频，尤其是在夜里。身体排毒也会消耗肾脏的能量，当肾脏负荷过大时，人就会出现四肢无力、疲倦困乏的现象。

面部下颌部位能够反映肾脏的情况，当肾脏排毒不顺，毒垢就会在下颌部位表现出来，如长痘痘或者其他异常症状。当肾脏功能受到阻碍时，人体就不能顺利产生制造红细胞的荷尔蒙，这样就容易出现贫血症状，经常感到寒冷与疲倦。女子月经的产生和消失，也取决于肾脏功能的表现，如果肾脏堆积毒垢，月经量就会明显减少、颜色变暗或者经期缩短。另外，高血压、血尿、性欲下降、睡眠不安、嗜睡等症状也与肾脏存在毒垢有关。

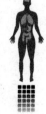

排除毒垢 刻不容缓

第三篇
Part 3

# 排除毒垢　刻不容缓

## ——健康无毒一身轻松

现代人，生活压力巨大，再加上环境污染及化学添加剂的滥用等各种因素，几乎无法将毒素屏蔽在体外。长此以往，人体的五脏六腑上就会形成不易被代谢掉的毒垢，进而引发各种疾病。所以，要想健康长寿，人们就必须未雨绸缪，采取有效的排毒方法，释放身体重负，让健康伴随一生！

# 第七章 物理疗法——
# 让毒垢不再堆积

物理疗法是用各种物理因素作用于人体,进行排毒、防病治病的方法。

一些物理疗法操作简单,很受人们欢迎。一般情况下,人们可以选择物理疗法帮助自己排除一定的毒素,像运动、按摩、刮痧都是最简便的理疗方式。

## 第一节　运动排毒

人体本身具有一套排毒系统，我们可以通过各种方式来发挥它的功能。其中，运动就是调动排毒系统的有效方式。

早在两千多年前，医学之父希波克拉底就说，"阳光、空气、水和运动是生命和健康的源泉"。长期保持适量的运动，不仅可以使精神焕发，还能维持身体正常代谢，有效地排除代谢废物。

### 有氧运动

有氧运动是指人体在氧气供应充分的情况下进行的身体活动。也就是说，在运动的过程中，人体摄入的氧气足够运动消耗，生理上达到了平衡的状态。有氧运动的特点是强度低，可持续时间长，每次锻炼时间可不少于 1 小时。这种运动有助于体内糖分的充分分解，并能消耗体内脂肪，还能加强心肺功能。像步行、慢跑、游泳、太极拳、健身舞、骑自行车等都属于有氧运动。

无氧运动是指缺氧的高速剧烈运动，如赛跑、举重、拔河、跳高等。由于速度过快、爆发力强，人体内的糖分来不及经过氧气分解，只能靠"无氧功能"。这种运动会使人体产生过多的乳酸，致使肌肉劳累，不宜作为排毒运动。

为排毒而运动，不可能只是活动活动筋骨而已，一定要做到足够的运动量，最好让身体出汗，这样身体中的毒素才有可能随着汗液排出体外。每周应至少运动3次，每次不少于45分钟。有些人可能很忙，总是抽不出时间运动，可以利用零碎的时间来进行，这样既节省时间又很有效果。如果是上班族，最好每隔1小时就起身活动5分钟左右。运动排毒不可能很快就见效，一定要坚持下去，如果体质不是很好可以先选择一些轻松的运动来做，然后循序渐进地增加运动量，只要持之以恒，就一定能够起到很好的效果。

### 瑜伽排毒

瑜伽运动源于古印度文化，是一种很具美体效果的运动。同时，瑜伽也是净化身心的排毒运动，它可以将压力施加到身体的各个器官部位，有利于毒素的顺利排出。

中医认为，如果人体内部能量不平衡，气不顺畅，毒素就会在身体累积，从而导致代谢紊乱。瑜伽运动，则可以平衡身体的各部位能量，使身体血液畅通，有助排毒。

瑜伽可以调节人体的呼吸。研究证明，肺功能好的人寿命比较长，肺是抵抗外界环境有毒物质的防御器官，肺功能强大就可以有效地防止有毒物质的侵入。

练习瑜伽还可以伸展肌肉，释放体内毒素。肌肉组织会储存乳酸、氨等有毒物质，当肌肉舒展时就可以释放乳酸等有毒物质，使其进入血液到达排毒器官。瑜伽通过放松肌肉，还能促进淋巴液在体内运行，从而提高对毒素的防御能力。

另外，瑜伽还有助于缓解心理压力，研究证明，瑜伽可以在短短的 3 分钟内降低由压力而引起的血压升高。而且，心情越放松，人就越会减少毒素的摄入，如不会再用酒精与甜食来安慰自己。

### 运动排毒弊端

运动能够有效地排出毒素，但是运动更多的是一种强身健体的"防患于未然"，并且需要长期坚持的慢效排毒方式。坚持运动能够起到一定的效果，但问题是，你能坚持住吗？而且，一旦毒素在体内形成毒垢，运动排毒方式就"爱莫能助"了！

## 第二节　按摩排毒

按摩是中国最古老的医疗方法，又称推拿。在原始社会，原始人出现一些外伤时，自然会用手去抚摸，按揉疼痛部位并能起到良好的效果。当人体受伤部位隆起时，人又本能地去抚摸、揉动以缓解肿痛。经过长时间的发展与积累，按摩就演变成了一种有效的治疗方法。

按摩最基本的作用就是消除"阻塞物"，促进肌肉的血液循环和淋巴液的流动，以便体内毒素能有效地排出。

大部分的按摩动作都可以通过自我按摩方式进行，但是必须要遵循按摩的主要规则，否则可能会适得其反。另外，需要注意的是，按摩时一定要让身体保持放松的状态，如果在不舒服的姿势下进行按摩，很可能对身体造成一定的伤害。

### 穴位按摩

中医穴位按摩是一种很好的保健方式，可以起到治病防病的效果。人体穴位是气息流动的要塞，就像铁路中转枢纽一样。

通过穴位相连的路就是经络，而气息就是通过经络流动的。通过穴位可以诊断五脏六腑的功能强弱，如果对穴位进行按摩，就可以使体内气血流动更顺畅，去除淤血，有助于体内毒素的排出。

### 足底按摩

足底按摩起源于四千年前，属于中国传统医学的一部分。足底按摩可以按摩到全身各个重要的脏腑器官。经常按摩足底，可以促进血液循环，排除体内堆积的毒素，有助于新陈代谢的正常运行，并能达到很好的医治效果。

### 足底按摩的有效方法

如果懒得去做足疗，可以在家自制按摩器。在盆中放入圆形的鹅卵石，或者用专门的洗脚盆，用脚在上面踩踏，这样就可以起到刺激足底的作用。另外，很多小区的花园内铺设了鹅卵石道，可以脱掉鞋在上面走走，就能起到很好的按摩效果。

### 按摩排毒弊端

随着中医的回归，按摩疗法也越来越受人们欢迎。但是按摩主要起到的是舒缓压力的保健作用，是排毒的辅助手段，并不能有效地清除体内顽固的毒垢。而且，按摩经常做的话，人的神经反应也会降低，按摩效果也会逐渐减小。另外，很多所谓的"按摩师"可能只是经过几天培训就上岗的非专业人士，用力不当，危险性很强，可能使身体内部的气血更加不顺畅，造成极大的健康隐患。

## 第三节　刮痧排毒

在中医文化开始复兴的今天，不少古老的治疗手法备受人们关注。刮痧就是其中之一。刮痧是以中医理论为基础，用器具在皮肤相关部位刮拭，以达到疏通经络、活血化瘀的目的。

"痧"指的就是人体内的气血淤积和阻塞，如果不通，毒垢就会在体内形成，引发疼痛与疾病，借用刮的方式就可以起到排毒化瘀的功效。

早在明代，医学家张凤逵就论述了刮痧的疗效。他认为，毒邪从皮肤进入的话，就会阻塞身体的经络，阻塞气血，使气血不畅；毒邪从口鼻侵入人体时，也会造成脉络不通。这些毒邪淤积的越厉害，阻塞就会越剧烈。在这种情况下，就必须采取急救的措施，用刮痧放血的方式来治疗。

临床实践证明，刮痧法不仅能缓解各种病证，还对美容养颜、减肥、治疗暗疮有很好的效果。中医认为，面部肤色是内脏、气血盛衰的表现，而刮痧有助于将体内毒素泄出，通过经络与

排除毒垢　刮不容缓

神经的传导及反射作用使气血保持畅通。

刮痧的原理类似于足疗，穴位与经络是反射区，对应着身体某些部位的健康。刮不同的部位，用不同的力度都会起到不同的效果。通常，刮痧主要是在肩颈部位进行，让毒素过多的身体得到放松。

### 刮痧的方法步骤

（1）用温水洗净刮痧部位并充分袒露，采取舒适的姿势做好准备。

（2）刮痧的部位通常是在背部或颈部，也可根据病情在胸部、颈前喉咙两侧、臂弯两侧、膝盖两侧等处刮。还可以用较小的刮具在穴位处刮治。

（3）用刮痧器具，牛角、玉石等，在施治部位进行单向反复地刮。刮痧的顺序通常是由上而下、由身体中间向两侧刮，或者由内向外，切忌来回刮，在同一部位大约刮20下左右，直至皮肤出现红色斑痕为止。每一部位可刮2~4条或4~8条"血痕"。刮痧之后，要用手蘸淡盐水在刮的部位轻拍几下。

刮痧后，皮肤上会出现红、紫甚至黑色的淤青，这就是"出痧"现象。出痧能够促进身体的血液循环，提高细胞的营养与氧气的供应量，增加细胞活力，从而实现延缓衰老，促进健康的作用。出痧的性质、多少，与刮痧的力度、手法、身体情况有关。出痧是刮痧后的正常现象，是血管扩张至毛细血管破裂、血流外溢的结果。这种血斑几天后就会消散，不用进行处理。

出痧后，斑痕看上去有点可怕，但不用担心，因为斑痕的颜色只是病情的显示，不是皮肤受损的表现。病情越重，颜色就越深，病情越轻，颜色就越浅。

## 刮痧排毒弊端

刮痧操作简单，主要是用于早期预防、缓解疲劳等，有助于毒素的排出。但是，并不能有效地清除体内的致病毒垢。而且，目前国内的职业刮痧师仅有5万名左右，大多数美容院、保健院的刮痧师都没有经过专业培训。刮痧的方向、手法、强度、时间和适应证都是非常有讲究的，一旦操作不当，就可能引发疾病甚至死亡。

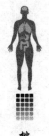

排除毒垢 刻不容缓

# 第八章　饮食疗法——
## 用食物来抑制毒垢的形成

食物是有属性的，不同的食物进入人体后会对人体起到不同的作用。不会吃，会吃出毛病，会吃，就能吃出健康。正因为如此，中医可以从一个人的健康状态来推测其饮食喜好。

人们一日三餐，每天都离不食物，所以不能盲目饮食与进补，无论吃饭、喝水还是补充营养食品，都要先熟悉食物属性及自身情况，不要乱吃。这样，不仅能有效摄入身体所需营养，还能抑制体内毒垢的形成。

## 第一节　认识五色五味，吃出健康

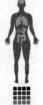

如果去看中医的话，医生可能会问你，是不是偏好酸味或甜味等？你可能会觉得医生太神了，连自己喜欢的味道都知道。其实，中医认为，若一味偏食某种口味，就会损害某个脏腑的正常代谢，从而导致毒垢的堆积。

根据五行学说，除了五味入五脏，五色也各入不同的脏腑，起到不同的作用。不同颜色的食物，其保健功效是不相同的。《黄帝内经》中写道，绿色养肝，红色补心，黄色健脾，白色润肺，黑色补肾。如果我们能每天保证饮食上的五色俱全，对身体会有很大好处。

### 酸味、绿色——肝脏

酸味由有机酸产生，如醋酸、柠檬酸等。豆类、山楂、乌梅等都属于酸味食物。酸味入肝，适度吃酸味食物，可以促进食欲，健脾胃，还有促进肝脏功能的作用，并有助于钙、磷等元素的吸收。酸味还有解毒功效。但是吃太多酸味的食物，就会导致肝气过旺，克脾胃，导致脾胃功能异常，出现胃肠道痉挛或其他消化功能疾病。"脾主肌肉，其华在唇"，进食过多酸味食物，嘴唇就会失去光泽，向外翻。有脾虚症状的人，如饭后容易消化不良、大便溏稀、说话声音低的人，应该少吃酸味食物。

肝在五行中属木，对应的食物颜色是绿色。绿色食物能够舒缓肝胆压力，促进肝脏的解毒功能，而且对清热、平肝火有很大的作用。比如，芹菜可以清热平肝，消除肝火引起的头晕、目眩等。

### 甜味、黄色——脾脏

甜味入脾，糖类又是人体热量的主要来源。玉米、红薯、甘草等都属于甜味食物。吃甜食可以补充热量、补养气血，缓解肌肉疲劳，改善脾胃。但是，若过食甜腻之食就会造成血糖含量升高，胆固醇增加，还会影响维生素与钙质的吸收。而且脾过旺，就会克伐肾脏，导致肾虚的症状。由于"肾主骨，其华在发"，所以甜食吃太多，就会出现头发失去光泽、掉发、腰背酸软、耳鸣耳聋的现象。

脾在五行中属土，对应的食物颜色是黄色。黄色食物可以补中益气，改善脾胃虚弱，有助于培养人的乐观精神。比如，番薯可以补脾健胃，治疗脾胃虚弱、疲乏无力的症状。

### 苦味、红色——心脏

苦味由有机碱或无机碱离子产生。苦瓜、莴笋、芥蓝等属于苦味食物。苦味入心，适度进补可以解除燥湿、清热解毒、益肾利尿等。苦味对身体的益处虽然很多，但是过量食用就会克伐肺脏，损伤肺的功能。"肺主皮毛"，苦的东西吃多了，皮肤就会枯黄，毛发就会脱落。肺气虚的人，如咳嗽、咳痰的人要尽量少吃苦味食品。

心在五行中属火，对应的食物颜色是红色。红色食物可以缓解疲劳，振奋精神，并能够滋阴养血，改善心血不足、失眠、盗汗等症状。比如，西瓜可以消除心火过旺所导致的心烦、小便短赤等。

### 辣味、白色——肺脏

辣味主要由辣味素产生。葱、姜、辣椒等都属于辣味食物。辣入肺，适度进补有利于气血运行。辣味可刺激肠胃蠕动，促进消化液的分泌，有利于血液循环与新陈代谢的进行，可祛风寒、止疼痛。但是进补过量就会使肺气过旺，克伐肝脏。"肝藏血，主筋"，吃辣太多，就会导致筋的弹性降低，指甲过脆、易裂的症状。肺气过旺、肝血虚的人，如常有痔疮、消化道溃疡、便秘、神经衰弱、视力模糊、头晕的人应控制辣味的摄入。

肺在五行中属金，对应的食物颜色是白色。白色的食物可以润肺止咳，尤其可以改善肺虚咳嗽的状况，同时也有利于皮肤毒素的排泄。比如，我们常吃的豆腐就可以清肺健肤。

### 咸味、黑色——肾脏

咸味主要是由氯化钠等物质产生。海带、紫菜、海藻类等

排除毒垢 刻不容缓

属于咸味食物。咸味入肾，它主要负责人体细胞与血液的渗透压平衡及水钠钾的代谢。科学研究显示，成人每天应保持6克左右的盐分摄入以满足身体需求。在呕吐、腹泻或大汗后，应适度补充淡盐水，以防止体内微量元素的缺失。若过量摄入就会克伐心脏，损伤心的正常功能。"心主血"，过量摄入咸味的食物，就会抑制血的产生，使气血凝聚，脸色发黑。心气虚的人，如经常出现心悸、气短、胸闷的人，要控制咸味的摄入。

肾在五行中属水，对应的食物颜色是黑色。黑色食物大部分都具有补肾的功效，可以补肾，强筋骨，改善腰膝酸软的症状。肾属水，人体的水分排泄功能就是由肾管理的，若肾脏堆积毒垢，小便就会异常。比如，黑芝麻可以补肝肾，益精血；紫菜可以清热利尿，消除水肿。

### 食疗排毒弊端

食疗是中国养生的传统习惯，良好的饮食搭配可以起到调理身体的作用。但是已经吃进去的毒素，在体内形成毒垢后，就难以靠饮食来排除了。而且，饮食疗法需长期坚持，效果缓慢。

## 第二节　素食排毒

中医认为，一切疾病的根本原因在于身体的阴阳失衡。造成身体阴阳失衡的原因有四种：错误的饮食习惯、不良生活方式、环境污染、情绪压力。这四种成因里，饮食习惯最为重要。人们可以通过饮食的节制来达到排除毒素的目的。

素食排毒法就是以改变饮食习惯来促进毒素的排出，防止毒垢的形成。

我们的身体有两种相反的功能：消化功能、排泄功能。而且，当消化功能加强时，排泄功能就会减弱，反之亦是。排毒的目的就是消耗体内非营养物质，如死细胞、脂肪等有毒物质，这等于在"焚烧垃圾"。吃素食则可以减弱消化系统功能，增强排泄功能，使大量毒素快速排出。

而且，蔬菜水果中的毒素要低于肉类中的毒素。虽然蔬菜水果都使用了化肥，但是其中的化肥含量要比肉禽中的激素含量低很多。植物中的毒素通过清洗与浸泡，消解大量，动物中的毒素却已经渗入到组织细胞中，难以分解、排出。

另外，植物为碱性物质，有利于人体内酸碱平衡。人体细胞是在弱碱环境中成长的，植物的属性都是弱碱性的，而肉类却都是弱酸性的。如果体内堆积了大量酸性物质，就会促使各种细菌的滋生，不利于人体健康。

人体系统也是更适合吃素的。大家不妨观察一下自己的牙齿，我们的臼齿相对比较发达，而臼齿比较适合磨碎食物，也就是说比较适合吃五谷、豆类食物。牛、马等食草动物与人类的牙齿相似，他们主要吃草，靠臼齿来磨碎。而食肉动物牙齿的特点是牙齿尖锐，它们主要就是靠咬碎动物来进食。而且我们的肠道重叠排列，并不平滑，只有多吃纤维素食，代谢废物才能被有效地排出体外。相反，肉类食物容易在肠道内发酵、产生毒素。所以，肉食者的粪便往往比素食者要臭很多。

吃素的种类有很多种，可分为以下四种。

（1）小素：不吃陆地上的动物，但吃水产动物。

（2）大素：不吃任何肉类，甚至连葱、蒜、韭菜都不吃。因为这些菜比较辛辣，容易刺激人的性情。

（3）花素：一个月中仅有几天吃素。

（4）肉边素：吃与肉一同炒的蔬菜，但不吃肉。

现在，疾病的种类比二十世纪要复杂多了，像癌症、高血压、心脏病、肥胖症的发生，在很大程度上就是因为生活水平提高，过量摄入肉类、脂肪类食物所导致。这些食物会加重脏器负担，导致体内毒素过多。所以，常吃素食，就可以减少癌症，预防心脑血管疾病的发生，并能起到美容养颜、延年益寿的功效。

素食排毒法在实施时，可以先进行短期尝试，如果在不影响食欲与健康的情况下减轻了体重，那么就可以继续进行素食排毒 3~6 个月。

### 素食排毒弊端

素食寡淡，长期吃素，蛋白质等营养素的摄入就会受到影响，容易造成营养不良。吃素搭配不合理，人就容易面色苍白、浑身无力。这也是很多人不敢吃素的原因。

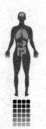

排除毒垢 刻不容缓

## 第三节 细嚼慢咽消灭毒素

小时候，我们都被父母教导过：吃饭要细嚼慢咽，这样身体才好。俗话说，"细嚼慢咽，益寿延年"。事实的确如此，正所谓"病从口入"，绝大多数病菌都是因为不良饮食习惯所引起的。细嚼慢咽可以大大减轻消化系统的负担，避免消化道疾病，并能使身体维持正常的新陈代谢。

食物进入口腔后，被牙齿磨碎，在唾液的滋润下形成饭团，然后被吞进胃里。食物在口腔里嚼得越充分，就越容易被肠胃消化吸收，同时还能促进唾液的分泌。唾液可以让食物中的碳水化合物首次分解，在很大程度上减轻了肠胃等消化器官的负担。如果囫囵吞枣、狼吞虎咽，大量的食物就无法被充分消化，很容易造成胃酸倒流、胃灼热症状，不仅损害了肠胃的健康，长期下去，还会引起各种疾病。

医学研究证明，唾液中的唾液淀粉酶可以促进食物中的淀粉分解并转化为易于吸收的麦芽糖。唾液不但可以初步消化食

101

物，还可以中和胃酸，保护胃黏膜，具有一定的杀菌解毒作用。另外，唾液中还含有氨基酸、维生素、分泌性免疫球蛋白等物质。这些物质与人体生长素、与交感神经系统的功能有很大关系，因而唾液也被医学界认为具有延缓衰老的作用。

古书记载，杨贵妃每到夏日，就觉得胃中积热，口干易渴，为此她十分苦恼，身体渐弱。后来，中医告诉她口中含玉的秘方。自从含玉后，杨贵妃口中常生满津液，不时咽下，不仅没有了口干的苦恼，还容光焕发。古代还有很多人运用咽唾液的方法增寿，像三国时的皇甫隆，晋代的王质等都是因为坚持咽唾液而活过百岁。古人对唾液极其看重，称其为"琼浆""金津玉液""神水"。

细嚼慢咽还可以平静心情，有助于进餐时抛开各种烦恼琐事，将注意力集中在美食上。吃是人生中的一大享受，细嚼慢咽不仅可以增加食欲，还能促进食物中营养物质的充分吸收。进食时，我们还要注意用两侧牙齿一起咀嚼食物，或者左右两侧交替咀嚼。咀嚼不应用猛力，而应频频叩动。老年人的牙齿磨损严重，口腔可能会出现各种衰老症状，如牙龈萎缩、牙齿松动，唾液分泌量也减少，更容易出现口干舌燥。所以，老年人在吃饭时更应细嚼慢咽，如牙齿脱落过多就要戴假牙，以助咀嚼。一般情况，老年人每口饭菜至少要咀嚼 30 秒左右，然后慢慢咽下。

目前，虽然无直接证据表明细嚼慢咽可以预防胃肠道癌症，

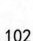

排除毒垢 刻不容缓

但是如果食物未经充分咀嚼就吞进食管，或者常吃过烫的食物，就很有可能灼伤食管，加重肠胃的负担，时间长了，就会导致慢性炎症，增加患癌的可能性。

### 细嚼慢咽八大好处

（1）促消化：细嚼慢咽可以减轻肠胃负担，提高营养的吸收率。

（2）降低患癌率：细嚼慢咽可以促进唾液分泌，使食物充分搅拌，保护胃肠功能，降低患癌的可能性。

（3）预防肥胖：多花时间咀嚼食物，人就可以在过量饮食之前产生饱腹感，可以很好地控制饮食量，长期下去，就可避免营养过剩而引起的肥胖。

（4）中和盐分：食盐过量会对健康不利。

（5）促进血液循环：多咀嚼可以促进脑部循环，松弛大脑神经，有效地消除精神紧张。

（6）美容作用：多咀嚼可以使口腔周围的表情变得丰富，有助于面部肌肉的放松。

（7）强健牙齿：叩齿是一种传统的保健方法，它正是发挥咀嚼运动所形成的刺激，增强牙齿本身的免疫力。古语说："清晨叩齿三十六，到老牙齿不会落。"我们不妨在进食时就用细嚼慢咽来加强牙齿活动，发挥固齿的功效。如果能拥有一口好牙，人的精神就看上去好很多。

（8）延缓衰老：随着年龄的增长，胃肠功能会逐渐衰弱，细嚼慢咽可以促进消化，减缓衰老。

### 细嚼慢咽排毒弊端

细嚼慢咽虽然好处多多，但也只是防止毒素进入体内，形成堆积，而对已经沉积在体内的毒垢起不到清除的作用。

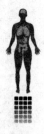

排除毒垢 刻不容缓

## 第四节　摄入水分，冲洗毒素

　　水是人生存的必需物质，人不吃东西尚可活两个月以上，但是若不喝水最多只能活几天。可见水对人体正常代谢的重要性。饮水不足会导致新陈代谢减慢，使代谢废物不能及时排出，体内堆积的毒垢没有"出路"，就会来毒害人体。最新研究显示，最好的排毒方式就是每天摄入充分的水，通过水分冲洗体内形成的毒垢，就能减轻脏腑的负担。

　　喝水排毒是很有讲究的，并不是喝得越多越好。我们每天应该补充多少水分呢？国际体育医疗中心研究出了不同状况下的科学饮水量：不运动时，每人每日需摄入2千克水，约8~10杯；运动时，每人每日需摄入3千克水，约13~14杯，而且白天与晚上都应该摄入一定量的水分。有人可能会问，喝了这么多的水，不得老往厕所跑吗？是的，刚开始可能会这样，但几周后，身体就会自动调节，小便就会量多、次数少。

### 饮水排毒七大要则

（1）早上醒来喝杯水对身体很有益处，既可以清洗肠胃，又能使人精神抖擞。

（2）喝水时，最好将水含在口中片刻，使水温更加适宜人体内部器官。

（3）夏冬两季及剧烈运动后，尤其要注意补充水分，以保持皮肤弹性，防止皱纹发生。

（4）补充水分时，避免一次性喝太多，要逐次慢慢补充。

（5）睡前两小时内最好不要喝水，避免发生眼部水肿症状。

（6）最好用大杯子喝水，并提醒自己补充足够杯数的水。

（7）将水杯放在手边，白天上班时要保证水杯中常有水，不时地喝一口；在家也别忘了在茶几、床头放杯水，随时就能拿起来喝。

### 喝水排毒弊端

喝水排毒虽然能起到一定的清除毒素的作用，但是却不能有效地清除体内沉积的致病毒垢。喝水不够，不能进行有力的排毒，喝水过多反而加重人体代谢负担，损害肾脏与心脏，影响人体自身排毒系统的正常运行。

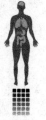

排除毒垢
刻不容缓

# 第九章　传统养生——
# 让生命回归自然

　　在中华文明漫长的发展过程中，人类积累了丰富的医学保健经验。传统养生的种类很多，但都是以中医理论为基础，注重"天人合一"，顺应自然规律来养生治病。

　　人的生存离不开自然环境，就必定要受到天地自然的影响。人的一切活动与自然息息相关，无论日月运行，还是四季气候都会对人体产生重要的影响。因此，保持人体与自然的协调统一，让生命回归自然，才能排毒养生。

## 第一节　五行生克排毒法

五行就是木、火、土、金、水，是构成自然的五种要素。中医认为，人体也是由五行所构成的。五行对应五脏就是，肝属木、心属火、脾属土、肺属金、肾属水。

五行生克指的就是五脏之间相生相克的关系。五行间相互促进的关系是"相生"，生者为"母"，被生者为"子"。相生即指母对子有促进、滋生的作用。五行间的相互制约的关系是"相克"，也就是说母对子的成长存在抑制、约束的作用。

五行相生的顺序为：水生木、木生火、火生土、土生金、金生水。

五行相克的顺序为：水克火、火克金、金克木、木克土、土克水。

知道了五行存在生克关系后，有些人可能会觉得，"相生好，相克不好"。到底该如何理解呢？比如，"水生木"，水可以孕育木，有助于木的生长，也就是说必须有水，木才能生长。

所以，水对木产生的是好的作用。但是，"木盛水缩""金克木"则能维持水与木的平衡。所以，万物也必须存在相克的关系。无生，则发育无出；无制，则亢为害。

现实中，五行相克的意义大于五行相生。比如，癌症的产生，从某种角度来看就是因为体内互相制约的平衡被破坏了，也就是说缺乏与癌相克的细胞了。这样，五脏六腑就很难抵御它，癌细胞就肆意妄为了。所以说，五行生克关系对于养生排毒具有重要的意义。五行在体内生克均衡时，人体才是健康的；如果生克混乱，身体就会出问题。比如，"土生金"，脾属土，肺属金，对于慢性虚弱的肺部疾病，就可以通过补益脾气来实现养护肺气的目的；"木克土"，肝属木，脾属土，肝脏不好的人，就要注意养护脾胃，防止脾胃被肝拖累。

### 金——肺脏

五行中，"土生金""金克木"。"土生金"，肺功能不好，就可以通过补脾来补充肺气。脾脏养好了，摄入的营养就能化生气血，以养护肺脏，促进肺脏的正常运行。肺与五色中的白色对应，想要养肺应该多吃白色食物，比如大白菜、白萝卜、百合、冬笋等，能够促进肺的新陈代谢，使肌肤富有弹性光泽。另外，还可以通过补脾来补养肺气，多吃一些黄色食物。

"金克木"，肺不好，就会在一定程度上影响肝脏的正常运行。所以，除了养肺，还要补肝。肝脏与五色中的绿色相对，应该多吃绿色食物。所以，肺不好的人，往往需要肺、肝、脾三脏同养，白色、绿色、黄色的食物都要多吃。

### 水——肾脏

五行中，"金生水""水克火"。"金生水"，肾脏代谢不好的人，可以通过补足肺气来恢复肾脏的正常功能。肺主一身之气，只有补足肺气，休内的毒气才会通过呼吸代谢出去，全身经络也才会畅通，这样肾脏也就得到养护了。肾与五色中的黑色相对应，想要养肾就要多吃一些黑色食物，如黑芝麻、黑豆等。常吃黑色食物对人体十分有利，对头发早白、腰膝酸软等症状很有疗效。当然，多吃白色食物，补足肺气，也能更好地使肾脏正常运行。

"水克火"，肾起到克制心火的作用，"肾水上济于心，能滋养心阴，制约心阳，使心阳不亢"，肾功能好可以防止心火过旺，所以肾不好，除了要养肾还要注意养心。心与五行中的红色相对，还需多吃红色食物。总之，肾功能不好的人，要肾、肺、心同养，多吃黑色、白色、红色三种食物。

### 木——肝脏

五行中，"水生木""木克土"。"水生木"，肝功能不好的人，应该通过养护肾脏来补足肝气。肾水滋养肝木，肾精可以转化为肝血，以助肝脏维持正常代谢，所以养肾有助于养肝。肝与五行中的绿色相对应，想要补肝应该多吃绿色食物，如各种绿色蔬菜、水果等绿色清淡的食物。这些食物可以滋阴清热，有肝火的人可以多吃。

"木克土"，肝对脾起到抑制的作用。如果肝气顺达，脾气也就通畅；肝功能受阻，脾也会受到影响，养肝的同时还要注意养护脾脏。所以，肝功能不好的人要肝、肾、脾同养，多吃绿色、黑色、黄色的食物。

### 火——心脏

五行中，"木生火""火克金"。"木生火"，心脏运行不好的人，可以通过养肝的方式来补足心气。肝藏血，心主血脉，肝脏的藏血功能可以促进心主血脉功能的发挥。五行中，心与五色中的红色相对应，想要养心就要多吃红色食物，如西红柿、西瓜等，这些食物可以预防心火过旺的症状，如失眠、心悸、胸闷、多汗等。另外，养心还要注意补充绿色的食物。

"火克金"，心脏对肺有一定的克制作用，如果心火过旺，就会抑制肺气的宣发，养心的同时还应养肺。所以，心脏不好的人，要心、肝、肺同养，多吃红色、绿色、白色的食物。

### 土——脾脏

五行中，"火生土""土克水"。"火生土"，所以，脾胃功能不好的人，可以通过补心的方式来补益脾气。"心主血脉""脾主运化"，心的运行功能正常、血能营脾，脾才能发挥运化功能。所以，养脾的同时也要养心。五行中，脾与黄色相对应，所以养脾要多吃黄色的食物，如甘薯、小米、玉米等健脾胃的食物。另外，还要养心，多吃苦味的东西可以强心健脾。

"土克水"，脾有抑制肾的功能，也就是说脾可以防止肾水泛滥。脾胃不好就会使肾的正常运行受阻，因此养脾的同时也要养护肾脏。所以，脾胃不好要脾、心、肾同养，多吃黄色、红色、黑色的食物。

### 五行生克排毒弊端

五行生克排毒法，是一项长期、缓慢的排毒方法，对于体内已经堆积毒素、毒垢的人来说，还需要借助其他排毒方法来恢复身体的正常代谢。

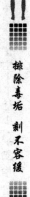

排除毒垢 刻不容缓

## 第二节　十二时辰排毒法

《黄帝内经》中讲，"人与天地相参也，与日月对应也"，这是中医天人相应的自然思想，也就是说自然界与人体是相互对立，同时相互资生与制约。人的器官及其功能与日月星辰、四季、十二时辰一一对应，并处于动态的联系中。我们人体内有一个不停转动的"生理时钟"，也就是我们常说的生物钟，只有按照生物钟的规律养生，人体才能拥有强大的抵御力，健康地生活下去。

### 子时（23:00~1:00）——胆经当令

子时是指夜里 11 点到次日凌晨 1 点，这个时候胆经当令。"当令"在养生法中是"值班"的意思。子时是一天中最黑暗的时候，也是阳气开始升发的时候。《黄帝内经》中讲，"凡十一藏皆取于胆"，也就是说其他脏腑的功能都取决于胆的生发，只有胆气生发，全身气血才能随之而起。所以，顺应胆经可以使人体气机调顺，使五脏六腑均受裨益。

胆还是决断之官。每天，我们都要面对很多的"谋虑"，为了前途而谋，为了事业而谋，为了情感而谋等。如果我们所谋虑的事情都能够顺利地被"决断"，并能顺利地执行，那么身体自然就会气血畅通、肝胆舒畅了。但是，现实生活中，很多事情难尽人意，于是我们会有很多焦虑积压在肝脏而不能让胆去决断执行，肝胆便产生了阻塞。这种情况下，肝胆的解毒功能就会受到严重的影响，人体就很容易杂病丛生。

所以说，子时的睡眠对一天来说十分重要，尤其是对于爱美的女性，这是最好的"美容觉"。这个时段，我们最好不要熬夜了，也不要吃宵夜，因为这个时候胆囊开始储存胆汁，以便消化次日的食物，如果此时吃了东西，提早消耗了，就会影响第二天的消化运行。

### 丑时（1:00~3:00）——肝经当令

丑时是指凌晨 1 点到 3 点，这个时候肝经当令，是肝脏排毒的时候，要做到深度睡眠。如果这个时候没有好的睡眠，肝脏就失去了养护，第二天起来就会没有精神。而且肝主藏血，这个时候是脊椎造血的最佳时间，休息不好就会造成贫血。

虽然这个时段，阳气升发起来了，但是这个时候是"丑"时，"丑"字就像手被绑住一样，告诉我们虽然阳气升发了起来，但还要有一定的收敛，有所控制，所以想养好肝血，丑时要睡好。

### 寅时（3:00~5:00）——肺经当令

寅时是指凌晨 3 点到 5 点，是肺经排毒的时间。一般情况，有哮喘、气喘的人这个时候咳嗽的比较厉害，很难睡好，这是肺的正常排毒反应。很多患者在这个时候因为咳的厉害，会急着吃药，表面上有所缓解，但实际上是药物将肺的排毒反应抑制住了，导致毒素无法排出，时间久了就会加重病情。如果咳的厉害，那就等5点太阳升起后起床到户外呼吸新鲜空气，让肺得以运动，吐故纳新。

寅时是人由静转动的过程，同时也是人睡得最死的时候。人体的气血由静转动需要一个过程，它是通过深度睡眠来完成的，所以这个时候最好要处于睡眠状态。尤其是心脏不好的老人最好要晚起，慢慢地起，而且不宜晨练。

### 卯时（5:00~7:00）——大肠经当令

卯时是指早5点到7点，这个时候是大肠经值班的时候。此时，天已经发亮，人五点醒来是正常的。天亮了，天门打开了，肛门也要打开，所以说这个时候也是排便的最好时候，可以将体内的毒素排出去。如果排便不顺畅，可以憋一口气，有助于排便。因为肺与大肠互为表里，肺气足了，才有力气排大便。

### 辰时（7:00~9:00）——胃经当令

辰时是指早7点到9点，这个时候是胃经值班。人体正面很长的一条经脉都是胃的循环线。像胃疼、膝盖疼，脚面疼都属于胃经病。辰时是天地阳气最旺的时候，这个时候吃早饭最容易消化，而且吃多了也不会胖。因为脾胃正在运化，所以早饭一定要吃好。俗话说"春雨贵如油"，早饭也是如此金贵。

如果不吃早餐，而且7点前又没有排便，就糟糕了，因为小肠要吸收营养，如果不进食，小肠就会跑到大肠里找了，大肠中的毒素就会趁机混入到血液循环中了。而且，不吃早饭，胆的功能也会受到影响。

### 巳时（9:00~11:00）——脾经当令

巳时是指上午9点到11点，这时是脾经工作的时候。脾是主运化的，相当于人体中的一个"丫鬟"。早上吃的饭会在这个时候开始运化。胃就像一口锅一样，里面的东西想要消化，就要靠火。而脾就像是一个烧火的丫鬟，在旁边烧点柴，扇点风。如果一天，忙忙碌碌的丫鬟生病了，我们的身体就会不舒服了，像糖尿病、湿肿等问题都属于脾病。所以在巳时最好不要做剧烈运动，也不要吃过冷的食物，以防脾的正常运化受阻。

### 午时（11:00~13:00）——心经当令

午时是指中午11点到13点，这个时候是心经工作的时间。午时与子时一样都是天地气机的转换点，是阴阳交替的时间，所以人体要在这个时间段注意休息。睡子午觉至关重要，中午的时候睡不着闭一会眼睛也很有好处。因为在天地气机转换的时候，最好别搅动它，人体最好处于安静的状态，以不变应万变。

### 未时（13:00~15:00）——小肠经当令

未时是指下午13点到15点，这个时候小肠开始工作。小肠主吸收，它的功能就是吸收脾胃消化后的精华，然后将营养

排除毒垢 刻不容缓

分配到各个器官。此时最好不要再进食，以助小肠充分吸收午饭的营养。所以午饭要吃好，营养要均衡。

心与小肠互为表里，表就是阳，里就是阴。阳有问题了，阴也会有问题。所以，所以心脏的毛病最初很可能会出现在小肠上。比如，有的人每天未时会出现胸闷问题，但是去医院检查，心脏没毛病。因为小肠属于阳，表现在外，外边有问题了，里面的心脏也会出现不适。

### 申时（15:00~17:00）——膀胱经当令

申时是指下午 15 点到 17 点，这个时候膀胱经正在值班。此时，多喝水有助于利尿排毒。膀胱经是一条很大的经脉，它从脚后跟沿着后小腿、后脊柱正中间的两旁，一直延伸到脑部。所以，小腿疼、后脑勺疼、记忆力衰退很有可能就是膀胱经的问题，主要是因为阳气上不去，大脑气血不足，所以会出现记忆力衰弱的症状。如果这个时候经常犯困，就是阳虚的问题。

### 酉时（17:00~19:00）——肾经当令

酉时是指 17 点到 19 点，这个时候肾经值班。肾主藏精，收藏一天的精华，所以晚饭最好在 19 点之前吃完。晚饭后可以散散步，有助于消化。

人体的精，是最具有创造力的力量。它就像家里的钱一样，什么都可以买。当身体需要什么的时候，把精调出来就会得到这个东西。比如，身体内缺红细胞，精就会调出红细胞。元气藏于肾，元气是天生带来的，也就是我们常说的"人活一口气"。

所以人到了一定年纪，通常都会补肾。但是人体自有一套系统，如果经脉不畅通的话，补多少东西都不管用。肾精足的一个表现就是志向高远。一般，老人因为肾精不足志向就不会高远，而小孩精足则志向远大。所以人想要做大事，最要紧的事情就是保护自己的肾精。

### 戌时（19:00~21:00）——心包经

戌时是指晚19点到21点，此时心包经当令。心包是心脏的外膜组织，主要是负责保护心脏的。此时阴气正盛，血液循环旺盛，心跳加快，血压升高，不宜做剧烈运动。这个时候要保持心情愉快，娱乐一下，古人在这个时候都是聊天休闲。心是不受邪的，通常由心包来受邪。很多人的心脏病都源于心包经。如果心脏跳得很厉害，很有可能就是心包受邪了，先是心跳的厉害，然后问题沿着心包经一直蔓延下去。中医治病的原则是从脏到腑，如果懂得经脉就很容易找到疾病的根源。

### 亥时（21:00~23:00）——三焦经

亥时是指21点到23点，此时是三焦经当令。三焦经是指连着五脏六腑的网膜状区域，三焦一定要畅通，不通身体就会出问题。亥时的属相是猪，猪最会享受了，吃饱了就睡，这时候我们应该放松自己，准备上床睡觉，让身心沉浸在温暖的黑暗里，让生命在休息中得以轮回。

### 十二时辰排毒弊端

十二时辰排毒法与五行生克排毒法一样，是一项长期、缓

慢的排毒方法，对于体内已经堆积毒素、毒垢的人来说，还需
要借助其他排毒方法来恢复身体的正常代谢。

第九章 传统养生——让生命回归自然

# 第十章　量子排毒
## ——铲除疾病根源

　　毒素是百病之因，毒垢是百病之源。大量毒素堆积在体内形成毒垢，使人体滋生出各种疾病。毒垢强力地附着在脏腑组织或血管内壁上，传统的排毒方法虽然能够起到一定的疗效，但是却很难剥离、清除毒垢。

　　幸运的是，量子排毒出现了！量子排毒是量子技术与传统中医的完美结合。量子技术作用于中草药，以量子微粒的形式进入人体内部，通过每秒上亿次的高频振动，与人体细胞发生共振，就像超声波洗牙一样，能够快速地将身体内的毒素震荡剥离，然后通过肠道排出体外。

## 第一节　治病关键在于"清"

现实生活中，人们治病有一个固定的理念就是：补。生病了，人们潜意识里都觉得是身体"虚"了，要补！所以，市面上的补品，虫草、灵芝之类的东西往往卖得很贵。我们去看患者，通常也都是拎着一大堆补品去！

然而，懂中医的人都知道，治病的基本原则是：清、调、补、养。《黄帝内经》曰：健康之道在于"清、调、补、养"。"通则不痛，痛则不通"，讲的就是排毒的道理。中西医都认为，清毒是治病的第一步，也是决定性的一步。

1973 年，以色列全国的医生举行了大罢工，医院关门，医生罢诊，长达一个月。没有人给看病了，患者该遭罪了！然而，事后有关部门做了统计，发现在全国医生罢工的一个月中，全国的死亡率降低了 50%。医生不看病，人少死了一半。十年后，以色列全国的医生再次举行大罢工，时间更长，为期 3 个月。事后，统计发现全国死亡率又降低了 50%。

医生大罢工，看病不容易了。但是为何死亡率反而降低了呢？这当然不是说医生在"害人"，而是说明一个道理，人体有自我修复的功能。高明的医生只是有效地辅助身体进行自我修复，如果"反客为主"，大大干涉身体的修复，"急功近利"，身体不仅会吃不消，甚至也会"罢工"。

中医里的"清、调、补、养"正是一种顺应自然万物的治病理念，有病了，辅助身体进行自我修复，尽量不去大加干涉、"反客为主"。

"清"是铲除疾病根源的重要手段。毒素侵入人体，形成毒垢，就会阻塞人体经络，这就像公路上的汽车，原本畅通无阻，结果有辆车出了交通事故，停在了那里，便一辆接着一辆地堵在那里，最终导致五脏六腑代谢紊乱，百病袭来。

所以，想要根除疾病，首先就要"清"，要先减轻身体的负荷，将病毒除去，然后再逐渐去"补"。否则，脾胃已经"虚不受补"了，再吃补品，身体也不能"纳"了，最终也会变成垃圾，加重身体的负担！

"调"，就是调理。清洗皮衣、擦皮鞋之后都要护理、上浆。同样，人体内部的毒垢清理之后，也需要调节，让失衡的五脏六腑重新平衡。

"补"，就是补充缺失的。病毒入侵，会大量消耗身体的能量。所以，清后要"补"，将失去的东西补回来。五行对应五脏、五味、五色，让食物濡养五脏，让身体恢复健康。

排除毒垢 刻不容缓

"养"，就是养生。当身体恢复健康之后，就要养成良好的习惯，保持健康的状态。

"清、调、补、养"是一个系统的工程。要想开启这个健康工程的运行，首先要"清"。清毒是铲除疾病的第一步，有了这一步，身体才能逐渐地恢复健康。否则，"梧桐引凤凰，垃圾招苍蝇"，毒垢不清，病来了永远也去不了！

## 第二节　量子排毒——强力清除毒垢

排除毒垢
刻不容缓

《黄帝内经》中说："是故圣人不治已病治未病，不治已乱治未乱，此之谓也。夫病已成而后药之，乱已成而后治之，譬犹渴而穿井，斗而铸锥，不亦晚乎"。这句话阐述了"治未病"的重要性。"治未病"告诉我们要"未病先防""已病防变"。

"毒垢是致病的根源"。所以，我们要在疾病未到之前，就开始清除它们。现在，很多人开始意识到，排毒是治疗一切疾病的钥匙。但是如何迅速有效地排毒呢？从古至今，有很多排毒的方法。这些排毒方法能够在很大程度上清除体内的毒素。然而，当毒素在体内堆积，形成致病的毒垢后，就很难再清除了！

清除毒垢，就如清除茶壶上的茶垢一样让人头疼！但是，清除茶垢有妙招，用醋、盐、碱就可以将茶垢清除干净。那么，潜藏在身体各个部位的顽固的毒垢能否巧妙地进行清除呢？

先来看两个故事。

1831 年，一支凯旋而来的骑兵队气势昂扬地通过英国曼彻斯特附近的一座吊桥，马蹄声洪亮而有节奏，淋漓尽致地展现了队伍的雄风。然而，不幸的是，随着一声巨响，大桥莫名其妙地塌了。人马刹那间坠入河中，场面惨不忍睹。

1906 年，俄国一支沙皇军队，步伐整齐地通过一座大桥。那座大桥非常坚固，即使跑过千军万马恐也难以动摇。然而，就在军队洋洋得意地通过大桥时，桥身剧烈地震动了起来，然后发出巨大的撕裂声，大桥崩塌了。士兵、马匹纷纷落水，马嘶人叫，狼狈不堪。

这两件事发生后，人们都对事故进行了详细的调查。然而，桥既不是"豆腐渣"工程，也没有遭到敌人的破坏。究竟是什么导致事故发生的呢？

细心的你会发现，这两件事故的遭遇者都是军队。军队行进往往会保持一定的节奏。通过后人的研究发现，军队过桥引起大桥塌陷的原因就是：桥的固有频率与军队齐步撞击桥面的振动频率相近或相等时，发生了共振。共振能够产生巨大的能量，所以大桥就很容易地塌陷了。

如今，共振技术已经普遍应用于所有领域。比如，医学技术中的"核磁共振"，电磁波的"电磁共振"等。

人体其实也有自己的固有频率。如果人体内发生共振会如何呢？

量子微粒是每秒上亿次高频振动的能量波，是比纳米更小的微粒，速度比光还要快，它能够自由进入人体细胞，并在细胞内产生共振。

共振之后会如何呢？

共振所产生的能量足以使脏腑毒垢迅速剥离、脱落，并随着大便排出体外。由此可见，量子所引起的共振具有强力的清除毒垢的效果（共振在医学上称为生物谐振）。

所以，利用量子技术就可以巧妙地清理五脏六腑的顽固毒垢。

近年来，美国、加拿大等各国医学专家积极推动量子医学的发展。中国医学专家也将量子技术与中医完美地结合起来，创造出了神奇的量子排毒产品。

量子技术是二十一世纪最伟大的成就。量子排毒是一种扎根于中医理论，结合先进科学技术的医疗技术。量子医学的神奇之处就在于它可以让很小的药量发挥成百上千倍的功效。美国《科学》杂志指出，量子医学可以通过激发人体自愈系统及自我修复的功能，快速实现自然、安全根治疾病的目的，并可延缓衰老。

"治未病之疾，医之于无事之前"。人从出生开始，毒素就开始在体内层层累积，逐渐地附着在五脏六腑和各个组织器官上，形成难以代谢的致病毒垢。

治病的第一步就是"清"毒！

量子排毒，通过量子所具有的神奇能量，有效地清除毒垢，改善人体的内在环境，排除体内堆积的毒素、毒垢，抑制疾病的发生，铲除疾病的根源，使身体恢复正常的代谢、保持健康

排除毒垢 刻不容缓

的状态。

"防患于未然"，排毒是每个人都不应忽略的事情！

第十章 量子排毒——铲除疾病根源

# 附　录

## 十大排毒食物

排毒并非是一项短期的计划，即使你可以像去除角质那样将日积月累的毒素轻松排除，它也会像角质那样重新积累。所以，我们不应该将排毒作为一项短期的治疗过程，而要把它作为健康的生活方式持之以恒。从饮食上来说，我们在平时就要注意多吃一些具有排毒功能的食品，"雇佣"它们长期为我们做清洁服务，身体就会保持轻松、健康。

### 蜂蜜

蜂蜜味甘，性平，是众人皆知的滋补佳品。同时，它也具有润肺止咳、润肠通便、排毒养颜的功效，而且对心脑血管疾病、神经衰弱也很有疗效。

### 胡萝卜

胡萝卜味甘，性良，不但能满足人体的营养需求，还有养血排毒、健脾胃的功效。胡萝卜中的某些物质可以与体内过量的汞离子结合，有效地降低血液中汞的浓度，加速体内汞的排除。长黄褐斑、蝴蝶斑的人，很有可能就是使用的化妆品或饮食中铅汞过量所导致的，可以多吃一些胡萝卜来排除体内的铅汞。

### 海带

海带味咸，性寒，是化痰、消炎、通便、排毒的佳品。海带中含有丰富的碘，能够促进人体排出炎症渗出物、病菌等有害物质，而且海带中的硫酸多糖，还能吸收血液中的胆固醇，并将其　排出体外。高血压、动脉硬化、浮肿的患者可以多吃一些海带来缓解病证。

### 木耳

木耳味甘，性平，是活血止血、清扫肠胃的最佳食物。木耳中的植物胶质，具有很强的吸附力，可以将消化系统内的细菌、杂质吸附然后排出体外。长期处于粉尘环境中的人，尤其要多吃木耳。

### 黄瓜

黄瓜味甘，性平，具有很好的清热解毒、生津止渴的功效。黄瓜中的黄瓜酸可以促进新陈代谢，排除毒素。其所含的维生素 C 比西瓜要高出数倍，可以抑制黑色素的产生，美白皮肤。而且，黄瓜还可以消除炎症，抑制糖类物质转化为脂肪。夏季里，痰多、喉痛、易烦躁的人可以多吃黄瓜，有助于健康。

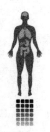

排除毒垢　刻不容缓

## 苦瓜

苦瓜味甘、苦，性平，是排毒养颜的佳品。苦瓜虽然苦但是余味甘甜，女性多吃有利于经血和顺。而且，苦瓜中还具有一种抗癌的活性蛋白质，能够激发人体的免疫能力，增强细胞对毒素的抵抗力。

## 荔枝

荔枝味甘、酸，性温，是生津止渴、排毒养颜的佳品。荔枝还可以补肾益精，养护肝脏，加速毒素的排除，使皮肤变得光滑细嫩。经常熬夜、皮肤粗糙的人可以常吃荔枝，有益健康。

## 猪血

猪血味甘，性温，是补血养颜、排毒清肠的佳品。猪血中的血浆蛋白在人体内会分解为一种解毒清肠的物质，能够有效地清除体内粉尘与金属微粒。长期处于粉尘环境中的人，尤其是每天行驶在道路上的司机，可以多吃猪血进行排毒。

## 绿豆

绿豆味甘，性凉，是清热解毒、去火的佳品，常吃有助于排除体内毒素，促进人体的新陈代谢。一些人在吃过煎炸、油腻性食物后，容易出现痘痘、皮肤瘙痒等症状，绿豆具有强力解毒作用，可以用来解除各种毒素，降低体内胆固醇，缓解过敏症状。

## 茶叶

茶叶味甘、苦，性凉，是清热解烦、润肠利便的佳品。茶叶富含的茶多酚，具有解毒作用，能够清暑解渴，提神醒脑。茶多酚还是一种天然抗氧化剂，可以清除体内多余的氧自由基，延缓人体衰老。常饮茶还可以预防肿瘤的产生。

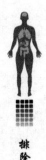

排除毒垢 刻不容缓

# 生活中的排毒小窍门

排毒是我们每个人一生的任务。我们应该从改变生活方式，树立健康的生活观念，从生活中的每个细节做起。

（1）自然是最益于人体的环境，与大自然亲密接触可以远离毒素的侵扰。大自然中有很多令人愉悦的事物，花草树木、鸟兽虫鱼，还有各种美妙天籁，都可以洗涤人的心灵，缓解身体负担，有助于排除身心毒素。

（2）多阅读有助于身心"排毒"的书，从书籍中获得健康。比如瑜伽、冥想及心灵成长类的书籍。

（3）每天花 10 分钟时间进行冥想或打坐，以起到净化心灵的效果。可以用冥想音乐辅助来慢慢释放心灵毒素。

（4）现在，人们经常外出就餐，容易导致纤维素、营养的摄入不足。平时要多吃蔬菜水果以增强身体自然的排毒功能。

（5）每天最好吃五种不同的蔬菜，最好两种是生吃的，这样就会增强身体抵抗病毒的能力。

（6）海水中含有诸多对人体健康有益的矿物质。这些矿物质与人体血液的成分十分相似，可以通过皮肤吸收。常用天然盐洗澡沐浴，可以促进血液循环，强化自身的排毒功能。

（7）常喝天然花草茶能够起到松弛身心的效果。而且冲泡花草茶的过程很闲适，也是净化心灵的过程。

（8）泡澡时可以用沐浴刷以打圈方式，轻轻刷拭身体，促进血液循环，排除毒素。沐浴时还可燃一点具有排毒功效的香薰油，如柠檬、天竺葵等，让身心同时得到舒缓。

（9）绿色植物绝对是排毒的积极分子，办公桌、化妆桌、浴室都应该放些盆栽，可以起到净化空气的效果。

（10）热力是促进"排毒"的重要元素。热力可以促使身体排出体内毒素，达到深层清洁的效果。蒸气浴是很不错的排毒方法，与运动一样，能够起到很好的效果。另外，热水浴后，可以淋上冷水，一冷一热的收缩过程，可以促进血液与淋巴循环，增强机体排毒功能。

（11）消极负面的思想最有毒。平时不要乱发脾气，否则身体会释放过多的肾上腺素。情绪低落时，可以看看喜剧，买一件新衣服，或者吃一点美食，都是紧急解毒的方式。

（12）洗发时，在用洗发乳之前，以指尖在湿头发上从前额按揉至颈背，重复几次，有助于头皮血液循环，排除毒素。

# 人体七大保护神

人体中的排毒系统十分完善，囊括了身体中的很多器官，各司其职，协调统一，积极地抵抗外来毒素并予以消灭。排毒系统的正常运行，需要我们通过摄入营养，通过健康的生活方式来支持。一旦毒素超过人体负荷，在体内堆积，人体的排毒功能就难以调动起来了！

## 皮肤

皮肤是人体中面积最大的器官。它还是人体与外界接触的第一道防护器官，主要的作用是保护身体、防止细菌侵入。而且，皮肤还有调节体温、代谢的功能。在代谢方面，它可以排出水分、盐、尿素等代谢垃圾，并通过排汗的方式，维持身体的恒温。

皮肤也通过排汗、降温的方式来排除毒素。经常运动或者泡澡有助于皮肤发挥排毒作用。它对人体健康起着至关重要的作用，皮肤上的汗腺、皮脂腺可以通过排汗的方式排出其他器官难以清除的毒素。人体每天大约有450克左右的毒素都是通过汗液排出的。

### 胃

胃是消化管部位最膨大的一个部分，它位于右上腹部，上连食管，下接十二指肠。成人的胃容量大约为1.5升。胃除了有容纳食物、初步消化食物的功能外，还有内分泌功能。

人吃进食物后，会先在口腔内进行咀嚼加工，为了粗加工的顺利，口腔内还会分泌唾液，边嚼边加水，以免食物进入食管后划伤食管内壁。食物通过食管后进入胃部，在胃部再进行精细的研磨，所以胃的功能很像磨坊的功能。胃的工作是很繁重的，如果食物在口腔中加工不到位的话，胃就需要做更多的工作，所以吃饭太快、不细嚼就会很伤胃。

胃负责暂时储存食物，并将其转化为小分子，以便小肠的进一步消化。另外，胃还会通过扩张与收缩胃壁，以便胃液能够均匀地消化食物。但是，当人体摄入有毒物质时，胃就会以呕吐的方式来迫使毒素排出体外。

胃腺会分泌胃液，成人每天大约分泌1.5~2升胃液。胃液主要是由胃蛋白酶、盐酸、黏液组成。胃蛋白酶是胃液中的主要消化酶，胃液的酸度极高，可以杀死随食物进入胃中的病菌，而且还可以将食物浸泡松软，刺激胃蛋白酶的活性。

### 大肠

大肠是人体的主要排泄器官，主要有盲肠、结肠、直肠构成，它位于腹腔周边。大肠健康，体内的益生菌就充分，每天就可以顺利地进行排便，并将体内的一些毒素排出体外。不喜欢吃水果、蔬菜，或者经常失眠、肠内有害菌过多时，大肠功能就会受阻，出现便秘、腹泻等问题，从而导致有毒物质难以顺利排出。

### 肺

肺是人体与外界空气交流的媒介。呼吸的过程就是肺吸入氧气，然后呼出二氧化碳。肺脏是由很多有微小气囊的肺泡构成的，它的周围分布了大量的小血管与微血管。当肺泡充满空气时，氧气就会进入微血管，然后被红细胞送到全身各个部位。而空气被利用后所产生的二氧化碳等废气，就会通过血液循环返回肺泡，呼出体外。

### 肝脏

肝脏是人体排毒的主要器官，对人体的健康起着至关重要的作用。各种毒素在经过肝脏的一系列处理后，通常都会变成无毒或低毒物质。肝脏如果能够保持正常运转，就能够保护身体不受毒素侵害。

肝脏可以降解身体内的病毒与细菌，并将其排出体外，还可以处理药物中的毒素，降低其毒性作用。人体内的含氮废物经过肝脏处理后会转化成易排泄的尿素，而且，脂肪消化与吸收也需要肝脏的参与。

### 肾脏

肾脏也是人体中比较重要的排毒器官，它可以将血液中的毒素与蛋白质分解后产生的垃圾通过尿液排出，同时还负责维持身体中水分、钾钠的平衡，它参与了很多与排毒有关的代谢过程。

## 淋巴系统

淋巴系统是人体垃圾的清理工，它负责收集、筛检全身的有毒物质，并集中到淋巴结，然后再经过血液由某一排毒器官进行处理、排出。

淋巴系统也称免疫系统，是人体最大的病菌防御系统与废物运输系统。淋巴系统会吸收微血管渗入组织间隙的体液，过滤毒素之后，再送往身体各个器官排出。淋巴防御系统包括脾脏、扁桃体、淋巴结、胸腺、骨髓、盲肠等多个与免疫有关的器官。当人体受到毒素侵扰时，淋巴系统就会出击，围住入侵的有毒物质，制造白细胞吞噬、消灭它们。

其中，脾脏是最大的淋巴器官，大小如同拳头，位于腹腔的左上部。脾内的吞噬细胞，可以吞噬衰老的血细胞，也能吞噬有害物质。另外，脾还是人体的储血库，负责储存多余的血液，在身体需要的时候再释放出来。

扁桃体能够产生淋巴细胞与抗体，所以具有抵御病毒的作用。咽部是人呼吸与吃饭的必经之路，也是有害物质的常用潜藏地。咽部的淋巴组织与扁桃体正是负责这一关键区域的防护工作。

人体自身的排毒能力主要取决于排毒系统的正常运行。为了使这个系统维持良好的功能状态，人们需要吃健康卫生、足够纤维的食物，喝干净的水使代谢垃圾能够顺利排出，还需要注意远离污染环境，并保持适当的运动、勤沐浴…… 只有这样，身体的排毒系统才能充分运作，有效地抵抗毒素。

然而，生活在污染严重的现代社会，很多人的身体排毒系统不堪负重，不只是老年人，越来越多的年轻人都在遭遇健康问题，困乏无力，情绪暴躁，上厕所时间越来越长，脸上痘痘不断涌现……很多人体内的毒素已经超标，身体素质越来越差。人体的排毒系统亟需援助！

# 饮食排毒宜忌

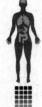

排除毒垢 刻不容缓

排毒就像费力清洗摩天大楼的玻璃幕墙一样，几天后，玻璃墙上又会累积一层厚厚的尘土。人体的排毒速度怎么也赶不上毒素的累积速度。研究显示，即便是身体健康、生活规律的人，体内仍累积了近百种潜在的有毒物质，而这些毒垢是很难在短时间内清除的。我们需要长期地保持良好的饮食、生活习惯，以达到排除毒垢的目的。

## 饮食排毒宜忌

（1）多喝水与新鲜果汁，多吃新鲜蔬菜、有机食品及粗粮，每周吃两天素食，让肠胃充分休息。

（2）每周可以进行一次蒸气浴或桑拿，有效地促进新陈代谢，排除毒垢。浴前可以喝一杯水，加速排毒，浴后也要注意补充水分，同时有助于排出剩余毒垢。要注意，蒸桑拿时，不要在皮肤上涂抹任何润肤乳，以免阻塞张开的毛孔。

（3）少喝咖啡。咖啡对人体的好坏存在一定的争议，它可以提神，缓解疲劳，但是也很容易引起神经方面的问题，导致焦躁不安等，睡前饮用咖啡对人体的伤害更大。刚开始拒绝有毒饮食时，肯定会觉得难熬，可以先减少摄入的分量，然后逐渐断绝。如果以前每天喝4杯咖啡，就可以从每天喝2~3杯开始，逐渐减少。另一方法，就是减少咖啡的浓度，饮用低咖啡因的咖啡。如果仅仅是习惯喝杯热热的饮料作为一天的开始，则可以用柠檬水来代替。

（4）戒除烈酒。浓烈的酒精会影响人的消化功能、睡眠及性能力。对女性来说，饮酒会提高乳癌的患发率。据调查显示，一周喝4杯酒以上的女性，患乳癌的几率是每多一杯就提高7%。

（5）少吃甜食。很多人对甜食无以抗拒，因为甜食可以刺激神经末梢，让人感觉兴奋。但是，甜食却含有高脂肪、高热量，容易造成肥胖，并可引发糖尿病、心脑血管疾病等。过度吃糖也可引起蛀牙。如果平时对甜食情有独钟，可以多喝一些带苦味的茶，也可以在想吃甜食时，用吃水果来代替。水果中的大量纤维质能够使碳水化合物转化为糖分的速度降低。

（6）减少脂肪的摄入。并非所有脂肪都对人体不利，像不饱和脂肪酸，如橄榄油、坚果含有的脂肪就是人体所必需的物质。但是，饱和脂肪与反式脂肪就会在人体中产生毒性，引发各种疾病。饱和脂肪存在于牛、鸡、鸭等家禽中，以及全脂牛奶中。反式脂肪通常会在油脂的氢化过程中产生，存在于氢化油、人造脂肪等食物原料中。饱和脂肪与反式脂肪是引发心脑血管疾病的凶手。哈佛公众健康学院研究发现，大量心脑血管疾病死亡案列，都是由反式脂肪所导致的。而且，动物性脂肪会将更多的毒素带入人体，如抗生素、杀虫剂及促生长激素等有毒物质。所以，要想降低脂肪对身体的危害，就要少吃肉，少摄入脂肪类食物。

排除毒垢 刻不容缓

## 保护健康之道

人类的正常寿命有多长？科学研究分析，哺乳动物的最高寿命相当于成熟期的 8~9 倍，如果人的成熟期按 14~15 岁计算，寿命在 110~150 岁；按照组织器官的工作寿命，人的寿命在 140~150 岁。也就是说，人类的正常寿命一定是在百岁以上。

但是绝大多数人都活不到那个岁数！

动物们一般都能活到它们的正常寿命值。就拿离我们最近的猫猫狗狗来说，猫的正常寿命在 12~17 年，狗比猫要少两年，为 10~15 年。一般情况，猫和狗都能活到这个岁数。自然界的其他动物也是，如果不遭遇意外的话，都能活到正常的岁数。

为什么人类不能像动物一样活到正常的寿命呢？

因为不健康！

人与动物一样都离不开生、长、老、死的自然规律，但是人却"反自然"地生活，结果就很容易导致体质衰弱，过早衰老、死亡！

附录

《黄帝内经》说，"人与天地相参也，与日月相应也"，"人以天地之气生，四时之法成"。人与自然是一个统一的整体，只有亲近自然，才能在这个世界上健康地生存下去。人的五脏六腑的活动与气血的运行都与自然界息息相关。只有达到人与自然的平衡，体内的五脏六腑、气血才能得到平衡。季节交替、昼夜变化、地域高低、水质土矿、植被绿化，乃至社会地位、人际交往、生活遭遇等都会影响人的身体状况，顺应之，方可得健康。

然而二十一世纪以来，来自于自然的人类，开始利用现代科学技术破坏自己赖以生存的环境资源，试图要脱离自然的束缚，这就像鱼儿想要脱离水一样恐怖！尤其是近几十年来，人类做了很多违背自然的事情，自然界的惩罚也接踵而至，人类的身心健康遭到了极大的威胁。

以前生活条件不好，人们生病主要是因为营养不良所造成的，如贫血、低血糖、骨质疏松、胃炎、肺炎、结核病等。而如今人们生病多数是代谢系统出了问题，简单点说就是循环系统不通畅了，该排出体外的排不出去了，如高血压、高血脂、糖尿病、肥胖症等这些都是因为代谢紊乱所导致的。

代谢紊乱为何会产生？

这就是自然界对人类的惩罚！

随着现代社会的发展，自然逐渐地从我们身边消失了，生存隐患越来越多、越来越严重。我们的衣食住行都不再"天然"、健康，我们每天都在吃"毒"饭，喝"毒"水，吸"毒"气，穿"毒"衣……。

我们身体中的垃圾很难再排出去了，因为我们吃的不再是大然的食物，代谢废物也就很难再回到大自然中了；我们的身材也很容易走形了，因为垃圾没有排出去；我们的毛病也越来越多了，因为垃圾变成了毒素。

人体与自然已经失去了平衡。

要想维持健康，就要学会"养"，时刻保持健康的生活习惯，用"天然"的生活方式来打造人体的健康与平衡。"冰冻三尺非一日之寒"，若想保持健康，平时就必须注重保养，选择健康天然的饮食、用品，远离不健康的行为、情绪，这样才能避开病毒的侵扰。

清除体内的毒素、毒垢，调节气血的平衡，补充均衡的营养，再养护五脏六腑，维持正常的新陈代谢，就能达到保健、延年益寿的目的。"清、调、补、养"，这就是健康之道。

"养"是守护健康之道，是最艰难的一步，也是最容易被人所忽视的，所以，更应该受到人们的重视。

附录

## 保健常识

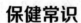

健康饮食习惯：少上馆子、多下厨房；选择标有"绿色天然"的食品；少吃罐装、袋装添加剂食品；少肉多粗粮蔬菜、少食多餐；蔬菜水果要彻底清洗。

健康饮水习惯：少喝饮料、纯净水、人造矿泉水、磁化水；多喝新鲜开水、少喝生水、冰水；定时饮水，忌一次性大量饮水。

健康穿衣习惯：选择天然材质的衣物；不要选择颜色过深的衣服，购买天然染色的衣服；衣服买回来后，最好先清洗一下再穿，这样就能消除大部分的有毒物质。

健康生活习惯：保证充足睡眠，早睡早起；杜绝暴饮暴食，拒绝垃圾食品，不偏食，每餐八分饱；合理安排每一天，改掉各种不良习惯；每天坚持锻炼半小时；保持乐观、积极向上的情绪；学会改变自我、自我调整；建立良好的人际关系；了解自己的身体状况。

排除毒垢 刻不容缓